Ute Künnemann

Die Schüßler-Salze

Salze

Reiseapotheke

Über die Autorin

Ute Künnemann, geboren 1963 hat ursprünglich Informatik studiert. Schon während ihrer Berufszeit im IT-Bereich beschäftigte sie sich intensiv mit alternativen Heilmethoden. Sie arbeitet heute als Coach (zertifizierter wingwave® Coach, NLP Master) und Heilpraktikerin mit Menschen, die unter Stress und Anspannung leiden.

Ihre weiteren Schwerpunkte sind Gewichtsreduktion, Prüfungs- und Auftrittsängste. Sie behandelt Ihre Patienten mit Körpertherapien wie Energie-Massagen und CranioSacral-Therapie. Die Schüßler-Salze kommen bei fast allen Patienten begleitend zum Einsatz.

Sie lebt mit Ihrem Mann in Düsseldorf. Dort betreibt sie auch ihre Heilpraxis: http://www.ute-kuennemann.de.

Viel Erfolg mit dieser Reiseapotheke wünscht Ihnen Ute Künnemann.

Widmung

Diese Reiseapotheke widme ich meiner Mutter, die gern auf Reisen geht und meinem Mann Peter, der das Abenteuer liebt.

Impressum

Originalausgabe März 2016, 1. Auflage

Text Copyright © 2016 Ute Künnemann - Alle Rechte vorbehalten.

Verlag

Ute Künnemann,
Coach und Heilpraktikerin,
Kappeler Straße 207, 40599 Düsseldorf
Email: post@ute-kuennemann.de
www.ute-kuennemann.de
Telefon: +49 (0) 211 / 74 90 334

Bibliografische Information der Deutschen Nationalbibliothek:
Die Deutsche Nationalbibliothek verzeichnet diese Publikation in der Deutschen Nationalbibliografie; detaillierte bibliografische Daten sind im Internet über http://dnb.d-nb.de/ abrufbar.

Umschlagabbildung

Vacances économique en voiture 02
© Franck Boston - Fotolia.com
Schuessler Salze © PhotoSG - Fotolia.com

ISBN-13: 978-1530473366
ISBN-10: 1530473365

Herstellung und Druck

On-Demand Publishing, LLC
100 Enterprise Way
Suite A200
Scotts Valley, CA 95066
www.createspace.com

Inhalt

Vorwort

Dieses Buch soll dazu beitragen, das Wissen über die Wirksamkeit der Schüßler-Salze weiter zu verbreiten. Lange Zeit habe ich selbst geglaubt, dass Homöopathie und Schüßler-Salze nicht helfen. Das ist definitiv ein ungerechter und im Zweifelsfall sogar gesundheitsschädigender Glaube. Denn mit den Schüßler-Salzen liegt ein einfaches und vor allem nebenwirkungsfreies Heilsystem vor. Dies kann man von vielen schulmedizinischen Präparaten nicht unbedingt behaupten.

Die Idee zu diesem Buch ist entstanden nachdem sich meine Mutter im Urlaub in Kroatien eine Blase gelaufen hatte, die sich stark entzündete. Hätte sie damals eine Schüßler-Salze-Reiseapotheke zur Hand gehabt und eine Anleitung, was zu tun ist, hätte sie sich schnell und wirkungsvoll selbst helfen können. So hat sie in einem fremden Land lange gezögert und sich eine schlimme Entzündung eingehandelt, an der sie lange laboriert hat.

Damit Ihnen unnötige Leiden erspart bleiben und Sie Ihren Urlaub unbeschwert genießen können, habe ich Ihnen diese Schüßler-Salze-Reiseapotheke zusammengestellt.

Ich wünsche Ihnen einen wunderbaren Urlaub.

Bleiben Sie gesund! Ute Künnemann.

Was gehört in eine Reiseapotheke?

Eine gut geplante Reiseapotheke sollte Mittel gegen folgende Symptome oder Erkrankungen enthalten:

- ☐ Allergien,
- ☐ Bindehautentzündung,
- ☐ Erkältungen,
- ☐ Gelenkbeschwerden,
- ☐ Hautverletzungen,
- ☐ Insektenstiche,
- ☐ Magen-/Darmbeschwerden,
- ☐ Muskelverspannungen, Muskelkater,
- ☐ Pilzerkrankungen,
- ☐ Schmerzen,
- ☐ Sonnenbrand,
- ☐ Venenprobleme,
- ☐ Verstauchungen, Prellungen, Zerrungen.

Zu allen oben genannten Erkrankungen erfahren Sie in diesem Buch wie Sie sich mit Schüßler-Salzen als sanfte Alternative helfen können. Die Schüßler-Salze wirken in der Regel schnell und zuverlässig, d.h. wenn Sie nach einem Tag keine deutliche Besserung erfahren und die Symptome schlimmer statt besser werden, wenden Sie sich bitte an einen Arzt, Heilpraktiker oder Apotheker. Ansonsten fahren Sie mit der Anwendung wie angegeben fort.

Die große und die kleine Schüßler-Salze-Reiseapotheke

Die große Schüßler-Salze-Reiseapotheke

Welche Salze sollten Sie nun mitnehmen? Am besten packen Sie alle Salze von Nr.1-12 ein. Die Apotheken bieten inzwischen handliche Reiseapotheken an. Von der Pharma-Firma Pflüger gibt es eine relativ preiswerte Variante, die zwischen 25€ und 35€ liegt. Ein Preisvergleich lohnt sich. Diese Reiseapotheke enthält die Schüßler-Salze Nr.1-12 zu je 100 Tabletten und zusätzlich eine Reisetasche: Reiseapotheke – Dr.Pflueger.

Auch von der Deutschen Homöopathie Union (kurz DHU) gibt es eine schöne Reiseapotheke samt Tasche. Diese ist zwar teurer, sie enthält allerdings auch doppelt so viele Salze, nämlich die Salze Nr.1-12 zu je 200 Tabletten und zusätzlich die Salben Nr.1 und Nr.11 á 50g. Ab ca., 65€-80€ können Sie diese Reiseapotheke bekommen: DHU-Reiseapotheke.

Die Firma Orthim bietet eine ähnlich gestaltete Reiseapotheke wie Pflüger, Nr.1-12 zu je 100 Tabletten, die sogar schon ab 24€ zu erhalten ist: Reiseapotheke Orthim.

Bis auf die Salze Nr.3 und Nr.7 können Sie alle Salze im Koffer verstauen. Nr.3 und Nr.7 sollten Sie im Handgepäck griffbereit mitführen. Denn Salz Nr.3 benötigen Sie schon bei den ersten Anzeichen einer Krankheit wie z.B. Frösteln in der Bahn oder im Flugzeug. Nr.7 ist gut gegen Stress, denn es wirkt zusätzlich beruhigend, z.B. bei Angst im Flugzeug. Außerdem ist es gut gegen Schmerzen aller Art.

Die kleine Schüßler-Salze-Reiseapotheke

Wem alle zwölf Salze zu viel Gepäck sind, empfehle ich unbedingt diese vier Salze mitzunehmen:

- Nr.3 Ferrum phosphoricum D12,
- Nr.4 Kalium chloratum D6,
- Nr.6 Kalium sulfuricum D6,
- Nr.7 Magnesium sulfuricum D6.

Die Salze Nr.3, Nr.4 und Nr.6 sind die Salze für die erste, die zweite und die dritte Entzündungsphase und damit für fast alle akuten Erkrankungen auf Reisen geeignet.

Zusätzlich ist Nr.3 das *Erste-Hilfe-Mittel* bei allen Arten von *frischen Schmerzen* durch Verletzungen, Verstauchungen, Quetschungen, Verrenkungen oder Stöße.

Das Salz Nr.7 ist ebenfalls ein *Schmerzmittel*. Es ist sehr hilfreich bei allen blitzartigen, bohrenden Schmerzen oder Krämpfen.

Zusätzlich sollten Sie sich noch mit Hilfe der Liste der Indikationen informieren, für welche Krankheiten Sie anfällig sind und die entsprechenden Schüßler-Salze auswählen.

Anwendung der wichtigsten Salze Nr.3, Nr.4 und Nr.6 für die drei Entzündungsphasen

Entzündungen laufen im Körper immer gleich ab. Die typischen Anzeichen sind:

1. Rötung,
2. Wärme,
3. Schwellung und
4. Schmerz

Die Schüßler-Salze werden den unterschiedlichen Entzündungsstadien folgendermaßen zugeordnet:

☐ Nr.3 Ferrum phosphoricum D12 – für das 1. Entzündungsstadium – die Krankheit ist im Anmarsch,

☐ Nr.4 Kalium chloratum D6 – für das 2. Entzündungsstadium – die Krankheit ist eindeutig da und zu erkennen,

☐ Nr.6 Kalium sulfuricum D6 - für das 3. Entzündungsstadium – die Krankheit ist dabei zu gehen, sie will aber nicht komplett weichen.

Wann nimmt man nun welches Schüßler-Salz?

Dazu muss man die Anzeichen der Entzündungsstadien kennen:

Die Einnahme im 1. Entzündungsstadium – Nr.3

Hier versucht der Körper alles um die Krankheit noch abzuwehren. Daher sind die Symptome noch schwach. Doch man spürt, dass etwas nicht stimmt.

Nr.3 Ferrum phosphoricum hilft dem Körper in seinem Abwehrkampf. Dies erklärt, warum es anfangs rechtzeitig und häufig genommen, Krankheiten so erfolgreich abwehren kann.

Anzeichen im 1. Entzündungsstadium

☐ Bei Sonnenbrand: Hautrötung und Spannen der Haut.

- Bei einer Erkältung: Leichte Schluckbeschwerden, Gliederschmerzen und beginnende Halsschmerzen, Müdigkeit, Schlappheit, Niesen, Kribbeln in der Nase, Kratzen im Hals, ein Kältegefühl, das sich durch Kleidung nicht wirklich verbessert, frösteln.
- Bei einer Magen-Darm-Verstimmung: Ein leichtes Druckgefühl im Bauch.
- Bei einer Hauterkrankung: Beginnende Rötung.
- Bei Verletzungen: Es blutet.
- Ein frischer Insektenstich.
- Frische Erfrierungen.
- Frische Prellungen, Verstauchungen und Zerrungen.

Zu Anfang sollte man sehr viele Tabletten nehmen. Seien Sie anfangs nicht kleinlich mit den Salzen sondern nehmen Sie oft und häufig kleine Mengen!

Nehmen Sie in der ersten Stunde alle fünf bis zehn Minuten je 1-2 Tabletten Ferrum phosphoricum D12. Danach können Sie die Einnahmen auf 15, 30 oder 60 Minuten reduzieren.

In dieser Phase gehe ich immer nach Gefühl vor. Solange ich das Gefühl habe, ich brauche das Salz noch, nehme ich zügig weitere Tabletten. Wenn dieses Gefühl ausbleibt, reduziere ich die Häufigkeit der Einnahme.

Diese Dosis können Sie einen halben Tag bis maximal einen ganzen Tag lang nehmen.

Häufig geht es Ihnen schon nach einem halben Tag besser und Sie können Ihren Urlaub wieder entspannt genießen.

Falls die Symptome trotz der Salze nicht weggehen, sondern sich die Krankheit doch ausgebildet hat, gehen Sie wie unter „Einnahme im zweiten Entzündungsstadium" beschrieben vor.

Ausnahmen im 1. Entzündungsstadium

- Schnupfen und Insektenstiche behandeln Sie in der ersten Stunde zusätzlich mit Nr.8 Natrium chloratum D6. Auf den Stich selbst geben Sie gegen den Juckreiz und die Schwellung einen Salbenbrei aus einigen

Tabletten Nr.8, Herstellung des Salbenbreis s.u. unter „Herstellung und Anwendung des Salbenbreis".

☐ Harnwegsentzündungen oder Blasenentzündungen behandeln Sie in der ersten Stunde zusätzlich mit Nr.9 Natrium phosphoricum D6.

Die Einnahme im 2. Entzündungsstadium – Nr.4

Im zweiten Entzündungsstadium ist es offensichtlich. Die Krankheit hat Sie erwischt.

Anzeichen im 2. Entzündungsstadium

☐ Husten, falls Auswurf vorhanden ist, ist er weiß.

☐ Schnupfen oder Fließschnupfen, der Schleim ist weiß oder wässrig oder die Nase schwillt zu,

☐ Die Mandeln sind entzündet, geschwollen, schmerzhaft und gerötet,

☐ Der Magen schmerzt,

☐ Bei Blutungen beginnt jetzt der Gerinnungsvorgang, d.h. bei äußeren Verletzungen bildet sich jetzt eine Kruste,

☐ Die Zunge ist weißlich belegt.

Sie nehmen die Tabletten wie zum Ende des ersten Stadiums, also jede Stunde eine Tablette Nr.4. Im Übergang der beiden Stadien können Sie Nr.3 und Nr.4 auch im Wechsel zu sich nehmen.

Dies machen Sie so lange bis es besser wird.

Sollten sich jedoch Auswurf oder Schleim gelblich oder grünlich verfärben, dann verfahren Sie wie im 3. Entzündungsstadium angegeben.

Die Einnahme im 3. Entzündungsstadium - Nr.6

Das 3. Stadium ist die Phase des Aufräumens und Reinigens. In dieser Phase tritt die Heilung ein.

Die gute Nachricht: Wenn Sie die Salze in den Phasen 1 und 2 konsequent einnehmen, kommen Sie nicht in Phase 3 und müssen das dritte Mittel gar nicht einsetzen.

Manchmal ist eine Krankheit jedoch hartnäckig und will nicht weichen.

Anzeichen im 3. Entzündungsstadium

- ☐ Auswurf ist gelblich oder grünlich, der Schnupfen ebenfalls,
- ☐ Die Zunge ist gelblich oder grünlich belegt,
- ☐ Eiter geht ab,
- ☐ Der Husten oder Schnupfen lässt nicht nach,
- ☐ Die Erkrankung will einfach nicht abklingen.

Nehmen Sie 3x täglich 2 Tabletten Nr.6 zwei bis sechs Wochen lang.

Sie sind unsicher in welchem Stadium Sie sich genau befinden? Das macht gar nichts. Sie können die Salze auch kombinieren und im Wechsel einnehmen. Verhalten Sie sich auch hier folgendermaßen. Starten Sie mit einer großen Menge, nämlich: Alle 5-10 Minuten 1-2 Tabletten wechselweise von Nr.3, 4 oder 6 einen halben bis maximal einen ganz Tag lang und gehen Sie dann zur Standard-Dosierung über, siehe „Normale Anwendung (Standard-Dosierung)". Wechselweise heißt, Sie nehmen zuerst die Nr.3, dann 5-10 Minuten *später* die Nr.4 und *wiederum* 5-10 Minuten *später* die Nr.6 um dann wieder bei Nr.3 zu beginnen.

Sollte man auch Schüßler-Salben mitnehmen?

Auf die Salben kann man guten Gewissens verzichten, weil man sich im Urlaub leicht einen Ersatz herstellen kann, den sogenannten Salbenbrei, siehe „Herstellung und Anwendung des Salbenbreis".

Ich selbst habe dennoch immer die Salben Nr.2, Nr.3 und Nr.8 dabei, da ich zu allergischen Hautreaktionen neige und ich die Handhabung mit den Salben angenehmer finde. Bei Platzmangel im Koffer ist der Brei allerdings eine wirklich gute Alternative.

Reisebestimmungen bei Schüßler-Salben

Wer Salben mitnimmt sollte daran denken, dass diese besser in den Koffer gepackt werden. Denn auf allen Flügen ist die Mitnahme von Flüssigkeiten im Handgepäck (wie z.B. Gels und Cremes) nur noch beschränkt erlaubt. Eine Tube darf maximal 100 ml enthalten. Mehrere Tuben müssen in einem wiederverschließbaren durchsichtigen Plastikbeutel (ein Gefrierbeutel mit Reißverschluss reicht) von höchstens einem Liter Fassungsvermögen verpackt werden.

Aktuelle Informationen bieten die Sicherheitsvorschriften der Flughäfen wie z.B. hier der Flughafen von Düsseldorf
https://www.dus.com/de-de/services/flughafen-von-a-z/sicherheitskontrolle
und Hamburg:
http://www.airport.de/de/sicherheit_vorschriften_handgepaeck.html.

Was sollte man außerdem mitnehmen?

- ☐ Außer den Schüßler-Salzen sollten Sie an folgende Dinge denken:
- ☐ Alle Medikamente, die Sie regelmäßig zu Hause einnehmen,
- ☐ Verhütungsmittel,
- ☐ Fieberthermometer,
- ☐ kleines Notfallset mit Verbandszeug,
- ☐ eventuell Schüßler-Salze Salben, siehe „Sollte man auch Schüßler-Salben mitnehmen?",
- ☐ Pflaster, Blasenpflaster und eine Rolle Frischhaltefolie aus der Küche. Beides benötigen Sie, damit Sie die Schüßler-Salben mit Pflaster bzw. mit Folie abdecken können. Denn die Salze sollen in die Haut einziehen und nicht in die Kleidung oder Bettwäsche,
- ☐ kleines Gefäß aus Plastik oder Glas (kein Metall!), in dem Sie Schüßler-Salze für unterwegs aufbewahren können,
- ☐ Zeckenzange,
- ☐ ggf. den Zeckenschnelltest, siehe „Zeckenschnelltest".

Am Ende des Buchs finden Sie eine komplette „Checkliste für Ihre Schüßler-Salze-Reiseapotheke". Sie enthält alles, was Sie sinnvollerweise mitnehmen sollten.

Zeckenschnelltest

Diesen Test gibt es in der Apotheke, bei DM und im Internet zu bestellen. Er kostet um die 8€. Für den Test benötigt man die Zecke, die einen erwischt hat. Man muss sie in ein Probengefäß geben, dort in einer Flüssigkeit zerkleinern, etwas von dieser Flüssigkeit absaugen und auf einen Teststreifen träufeln und dann 10 Minuten abwarten. Der Test enthält Antikörper gegen Borrelien, die ggf. mit den Borrelien in der Zecke reagieren. Wenn er positiv ist, sollte man mit dem Ergebnis zum Arzt gehen und sich zügig eine Antibiotika-Therapie verschreiben lassen, denn es besteht die Gefahr einer Infektion mit Spätfolgen wie Herzmuskelentzündung, Nervenschäden und Gelenkbeschwerden. Hier eine genaue Beschreibung wie alles funktioniert: http://www.zeckenschnelltest.com/der-test und weitere Informationen: http://www.nachrichten.net/details/173704/Neue_Strategie_gegen_eine_Borr

eliose Infektion nach Zeckenstich.html. Laut Hersteller weist der Test mit 96%-iger Sicherheit Borrelien nach. Der Test ist 18 Monate lang haltbar.

Was sind Schüßler-Salze?

Schüßler-Salze sind homöopathisch hergestellte Milchzuckertabletten. Sie werden von Heilpraktikern und auch Laien gern als alternative Heilmittel eingesetzt.

Schüßler-Salze werden auch als Mineralsalze bezeichnet, denn sie bestehen immer aus einem Metall und einem Salz. Ein jedem Koch bekanntes Salz, nämlich das Kochsalz, steht auch als Schüßler-Salz zur Verfügung und zwar als Nr.8 Natrium chloratum. Menschen, die schon einmal gefastet haben ist Salz Nr.10 Natrium sulfuricum bekannt, es ist das Glaubersalz.

Ihr Erfinder Dr. Wilhelm Heinrich *Schüßler* (1821-1898) war der Ansicht, dass die Schüßler-Salze durch die homöopathische Herstellung einen Mineral-stoffmangel direkt in der Zelle beheben können. Im Gegensatz zu homöopa-thischen Globuli (die kleinen weißen Kügelchen) werden die Salze nicht ein-gesetzt, um Reize zu setzen, sondern um einen Mineralstoffmangel in der Zelle auszugleichen.

Was bedeuten die Potenzen und wie kann man sie sich merken?

Was bedeuten die Potenzen?

Der Begriff der Potenz kommt aus der Homöopathie, wo er so viel wie verdünnen bedeutet. Die Schüßler-Salze werden in verschiedenen Potenzen angeboten. Die Regelpotenzen nach Dr. Schüßler sind die D6 und die D12. Das D steht für Dezimalpotenz. Damit haben die Schüßler-Salze eher eine physische als eine psychische Wirkung.

Um die Schüßler-Salze-Milchzucker-Tabletten herzustellen, wird ein Teil Mineralsalz mit 9 Teilen Milchzucker verrieben. So entsteht ein Verhältnis von 1:10. Die so hergestellte Verdünnung hat eine Verdünnungsbezeichnung, nämlich D1. Dx heißt, dass es sich um einen x fachen Verdünnungsprozess handelt, genauer gesagt um eine Verdünnung von $1:10^x$.

Um eine D6 herzustellen, muss man zuerst eine D2 erzeugen. Dies geschieht indem man von der D1 einen Teil entfernt und wieder mit 9 Teilen Milchzucker verreibt. Anschließend zweigt man einen Teil aus der D2 ab und verreibt ihn wieder mit 9 Teilen Milchzucker und erhält so die D3. Das Ganze wiederholt man 6 Mal um zu einer D6 zu kommen, was einer Verdünnung 1:1 Million (D6=1:1.000.000) entspricht. Für die D12 setzt man den Prozess noch 6 Mal fort und kommt so zu einer Verdünnung von 1:1 Billion (D12= 1:1.000.000.000.000).

Die Zahl nach dem D gibt also die Anzahl der Verreibungs- bzw. Potenzierungsschritte an.

Praktisch heißt das: Auf 1.000kg (=1.000.000g) Milchzucker findet man bei einer D6 noch 1g Mineralsalz.

Bei einer D12 benötigt man dazu schon eine Million Tonnen Milchzucker (1 Tonne = 1.000kg).

Wie kann man sich die Potenzen merken?

Wenn man Schüßler-Salze in der Apotheke kauft, wird der Apotheker Sie nach der gewünschten Potenz der Salze fragen.

Die Standardpotenz für Schüßler-Salze ist die D6.

Die Salze 1, 3 und 11 werden jedoch in D12 verabreicht. Laut Dr. Schüßler wirken sie dann besser.

Es gibt einen einfachen Merksatz. Er lautet: *„Nr. 1, 3, 11 in D12."*

Einkauf und Kosten von Schüßler-Salzen

Wo bekommen Sie Schüßler-Salze?

Sie erhalten die Salze in der Apotheke und auch in Internet-Apotheken. Bitte kaufen Sie die Salze nur in einer Apotheke, egal ob im Internet oder in Ihrer Apotheke um die Ecke. Denn nur dann sind sie nach den Regeln des homöopathischen Arzneibuchs (HAB) auf verlässliche Art und Weise hergestellt.

In den Internet-Apotheken gibt es oft günstige Sets, v.a. zur Reisezeit. Ein Vergleich der Angebote lohnt sich also.

Was kosten Schüßler-Salze?

Die Schüßler-Salze sind sehr günstig. Dennoch lohnt sich auch hier ein Preisvergleich. Für Packungen á 80 oder 100 Stück, die gut für eine selbst zusammengestellte Reiseapotheke geeignet sind, muss man um die 3€ zahlen. Für den Hausgebrauch kaufe ich mir die Packungen á 400 Stück ab 8€.

Bei den Salzen Nr. 3, Nr.4, Nr.6 und Nr.7, die man immer im Haus haben sollte, kaufe ich gern die Packungen á 1.000 Stück zu ca. 15€.

Meine Hausapotheke fülle ich aus meinen Vorräten selbst auf. Dazu bewahre ich immer einen Satz der Gläschen auf, die 100 oder 200 Tabletten fassen.

Schüßler-Salze bei Glutenunverträglichkeit, Laktoseintoleranz und Zucker (Diabetes)

Schüßler-Salze und Glutenunverträglichkeit

Wenn Sie an einer Glutenunverträglichkeit leiden, fragen Sie in der Apotheke nach Schüßler-Salzen auf Kartoffelstärkebasis. Diese sind glutenfrei. Es gibt auch Schüßler-Salze als alkoholische Tropfen. Auch diese sind eine gute Alternative. 5 Tropfen entsprechen einer Schüßler-Salz-Tablette.

Schüßler-Salze und Laktoseintoleranz

Standardmäßig werden Schüßler-Salze mit Hilfe von Laktose (Milchzucker) hergestellt. Nur sehr empfindliche Menschen müssen sich hier nach einer Alternative umschauen. Die relativ geringen Mengen schaden häufig nicht einmal den von Laktose-Intoleranz betroffenen Menschen. Erst ab 100-150 Tabletten pro Tag kann es zu Symptomen kommen.

Als Alternative bieten sich Schüßler-Salze als Globuli (kleine weiße Kügelchen) an oder die Schüßler-Salze-Tropfen auf Alkoholbasis.

Die Globuli werden mit Rohrzucker hergestellt und sind somit laktosefrei. 5 Globuli bzw. 5 Tropfen entsprechen einer Schüßler-Salz-Tablette.

Nachteil der Globuli: Die Schüßler-Salze auf Laktosebasis kann man auch noch im Bett einnehmen, was bei Schlafstörungen interessant ist. Dies schadet den Zähnen nicht, da der Milchzucker erst im Darm aufgespalten wird. Das sollte man mit den Globuli auf Zuckerbasis vermeiden.

Schüßler-Salze bei Zuckerkrankheit (Diabetes)

Diabetiker sollten berücksichtigen, dass rund 50 Schüßler-Salze-Tabletten einer Broteinheit entsprechen.

Die 12 Salze nach Dr. Schüßler

Es folgt eine sehr kurze Auflistung der Schüßler-Salze mit ihrer Hauptwirkung. Zur besseren Merkfähigkeit ihrer Wirkung habe ich zu jedem Salz einen Merksatz hinzugefügt.

Nr.1 Calcium fluoratum D12 – Flussspat

Wirkt auf: Bindegewebe, Haut, Gelenke.

Merksatz: „Macht Hartes weich und Weiches hart." Es sorgt für die Elastizität von Gewebe, Knochen und Zähnen.

Nr.2 Calcium phosphoricum D6

Wirkt auf: Knochen und Zähne.

Merksatz: „Reguliert den Lebensnerv Sympathikus."

Anwendung: Aufbaumittel für Knochen, Blut und Körperzellen, Kräftigungs- und Nervenmittel, Regenerationsmittel nach Krankheit.

Nr.3 Ferrum phosphoricum D12 – Blaueisenerz

Wirkt auf: Den Stoffwechsel und das Immunsystem. Anwendung: Erste-Hilfe-Mittel bei Schmerz, Wunden, Schwellungen, niedrigem Fieber bis 38,5°C. Es wirkt schmerzlindernd und blutstillend. Merksatz: „Mittel für die 1. Entzündungsphase."

Nr.4 Kalium chloratum D6 – Sylvin

Wirkt auf: Die Schleimhäute, das Lymphsystem und Drüsen. Anwendung: Ausleitung von Giften über die Lymphe. Merksatz: „Mittel für die 2. Entzündungsphase."

Nr.5 Kalium phosphoricum D6

Wirkt auf: Das Gehirn, die Nerven und die Muskelzellen. Die Zellen und das Gewebe werden energetisiert. Es ist ein Zellerhaltungsmittel, es stärkt die Nerven und wirkt antiseptisch. Es ist außerdem das Anti-Burnout und Anti-

Depressionsmittel der Schüßler-Salze.

Merksatz: „Kalium statt Valium."

Nr.6 Kalium sulfuricum D6 – schwefelsaures Kalium

Wirkt auf: Den Stoffwechsel, v.a. die Leber.

Anwendung: Zur Förderung des Stoffwechsels.

Merksatz: „Mittel für die 3. Entzündungsphase."

Nr.7 Magnesium phosphoricum D6 – phosphorsaures Magnesia

Wirkt auf: Die Muskeln und das unwillkürliche Nervensystem. Es ist ein Beruhigungs-, Schmerz- und Anti-Krampfmittel sowie ein gutes Einschlaf- und Weckmittel.

Merksatz: „Das Schmerzmittel der Schüßler-Salze."

Nr.8 Natrium chloratum D6 – Kochsalz

Wirkt auf: Den Flüssigkeitshaushalt und die Schleimhäute. Merksatz: „Es reguliert den Wasserhaushalt."

Anwendung: Zur Regulation von trockener Haut oder Schleimhaut.

Nr.9 Natrium phosphoricum D6

Wirkt auf: Den Stoffwechsel und den Säure-Basenhaushalt.

Merksatz: „Hält Säuren in Lösung".

Anwendung: Bei Übersäuerung und Fettstoffwechselstörungen sowie bei Mitessern, Pickeln und fettiger Haut.

Nr.10 Natrium sulfuricum D6 – Glaubersalz

Wirkt auf: Leber und Darm und damit auf die Schlackenausscheidung. Merksatz: „Fördert den Klärstrom; bei übermäßiger Wasseransammlung in den Flüssigkeitsräumen."

Nr.11 Silicea D12 – Kieselsäure

Wirkt auf: Bindegewebe, Haut, Haare und Nägel.

Anwendung: Stärkt Bindegewebe und Nerven.

Merksatz: „Kanalisiert das Bindegewebe; fördert die Absorption von Mineralien und Vitaminen". Silicea wird auch das Schönheitsmittel der Schüßler-Salze genannt.

Nr.12 Calcium sulfuricum D6 – Gips

Wirkt auf: Die Gelenke.

Anwendung: Zur Reinigung, zur Heilung von eitrigem Geschehen.

Merksatz: „Fördert den Abfluss des Eiters; macht Eiterherde aktiv".

Achtung: Darf nur bei offenen Eiterherden angewendet werden.

Akute Anwendung der Schüßler-Salze

Auf Reisen wird es in der Regel um akute Beschwerden gehen, die man am liebsten schnell wieder loswerden möchte. Eine Erkrankung ist akut, wenn sie anfängt, z.b. wenn der Hals gerade anfängt zu schmerzen, die Nase zu laufen beginnt oder man einfach nur spürt: „Da ist etwas im Anzug." Bei der akuten Anwendung gilt: *Nicht kleckern, sondern klotzen!* Die Schüßler-Salze wirken umso besser *je häufiger und je früher* man sie einnimmt.

Übrigens: Am besten lutschen Sie die Mineralstoffe einzeln. Je dringender Ihr Körper die Mineralstoffe benötigt, umso schneller zergehen sie auf der Zunge. Daran können Sie auch erkennen, welches Schüßler-Salz für Sie gerade das allerwichtigste ist. Vielleicht haben Sie sogar ein leichtes Suchtgefühl nach einem bestimmten Salz, dann keine Angst. Dies ist nur ein Zeichen dafür, dass Sie dieses Salz wirklich dringend benötigen.

Sollte sich ein Widerstand oder Ekel gegen ein Salz entwickeln, dann die Eingabe sofort beenden. Ich gehe immer davon aus, dass unser Körper sehr genau weiß, was gut für uns ist. Wenn Sie das berücksichtigen, sind Sie auf der sicheren Seite.

Erwachsene

Bei einer akuten Erkrankung nimmt man alle 5-10 Minuten 1-2 Tabletten bis sich das Befinden bessert. Das entspricht einer Tabletteneinnahme von bis zu 24 Tabletten in der Stunde.

Auch hier gilt: Sie nehmen die Tabletten nicht alle auf einmal, sondern lutschen sie am besten einzeln, da Ihr Körper mit jeder Tablette einen Heilimpuls erhält.

Kinder unter 12 Jahren

Kinder nehmen bei akuten Beschwerden alle 1-2 Stunden 1 Tablette.

Ältere Kinder und Jugendliche werden wie Erwachsene behandelt.

Babys

Dem Baby geben Sie 3-4 Tabletten über den Tag verteilt. Streichen Sie dazu jeweils eine Tablette auf die Lippen des Babys. Bei heftigen Beschwerden können Sie auch alle 1-2 Stunden 1 Tablette geben.

Alternative: Wenn die Mutter noch stillt, nimmt sie die Tabletten in der Akutdosierung für Erwachsene ein.

Wie lange behandelt man akute Symptome?

Viele Beschwerden bessern sich bereits innerhalb eines halben Tages – meistens innerhalb eines ganzen Tages. Spätestens ab dem zweiten Tag geht man zur Standard-Dosierung über, siehe „Normale Anwendung (Standard-Dosierung)". Das gilt für Erwachsene und Kinder gleichermaßen.

Normale Anwendung (Standard-Dosierung)

Erwachsene

Die normale Anwendung der Schüssler-Salze ist 3-6x täglich 1-2 Tabletten, das sind 3-12 Tabletten pro Tag. Bei der Menge darf man intuitiv bzw. nach Gefühl vorgehen. Da die Schüßler-Salze keinen Schaden anrichten, ist eine zu hohe Dosierung ungefährlich. Wer robust gebaut ist nimmt eher mehr Tabletten. Wer empfindlich reagiert, sollte zu weniger Tabletten greifen.

Die Tabletten lässt man langsam unter der Zunge oder in der Wangentasche zergehen. So kann der Körper die Salze schnell und direkt über die Mundschleimhaut aufnehmen.

Jede Tabletteneinnahme ist ein Heilreiz, d.h. es ist gut, die Tabletten einzeln einzunehmen und schmelzen zu lassen. Wenn das schwierig ist, ist es allemal besser mehrere Tabletten gleichzeitig zu nehmen als auf die Einnahme ganz zu verzichten.

Kinder unter 12 Jahren

Kinder nehmen 3-4x täglich eine Tablette.

Ältere Kinder und Jugendliche werden wie Erwachsene behandelt.

Babys

Alle 1-2 Stunden 1 Tablette in ein wenig Wasser auflösen, so dass ein Brei entsteht. Streichen Sie diesen auf die Lippen des Babys. Als Alternative kann eine stillende Mutter die Salze in der Erwachsenendosierung einnehmen. Das Baby nimmt die Salze über die Muttermilch zu sich.

Anwendung in der Wasserflasche und im Plastikkästchen

Anwendung in der Wasserflasche

Die Salze, die als Tagesdosis benötigt werden, können zusammen in eine 1,5 Liter Wasserflasche gegeben werden. Jeder Schluck aus der Flasche ist ein Heilreiz. Auch hier gilt, je mehr Schlucke desto besser. Den Schluck sollte man einen Moment im Mund kreisen lassen. Dann werden die Salze bereits über die Mundschleimhaut aufgenommen.

Die Anwendung in der Wasserflasche gilt für die normale Anwendung. Für die akute Behandlung ist es besser die Tabletten im Mund schmelzen zu lassen.

Die Anwendung in der Wasserflasche hat den großen Vorteil, dass Sie ganz nebenbei genügend Flüssigkeit zu sich nehmen. Dies ist gerade im Urlaub beim Wandern und Sonnenbaden sehr wichtig.

Anwendung im Plastikkästchen

Die Salze, die als Tagesdosis benötigt werden, können Sie zusammen in ein Plastikdöschen oder kleines Glas geben und über den Tag verteilt ganz nach Ihrem Gefühl lutschen. Dies ist dann angenehm, wenn Sie auf möglichst geringes Gewicht im Gepäck oder Handgepäck achten müssen und eine möglichst unkomplizierte Einnahme wünschen. Für diesen Fall verwahre ich immer einige kleine Glasfläschchen der Schüßler-Salze oder nutze ein kleines Plastikkästchen.

Die Anwendung in der Wasserflasche und die Anwendung im Plastikkästchen sind praktische Alternativen zur normalen Anwendung, siehe „Normale Anwendung (Standard-Dosierung)", die eigentlich 3-6x täglich erfolgen sollte. Dies ist im Urlaub oft nur eingeschränkt möglich und mir wäre es zu kompliziert.

Die Herstellung der Heißen 7

Die Heiße 7 für Erwachsene

10 Tabletten der Nr.7 in einen Becher geben. Ca. 200 ml Wasser aufkochen und über die Salze gießen. Die Mischung sofort in vielen kleinen Schlucken so heiß wie möglich trinken. Die Schleimhaut wird durch die Hitze gut angeregt und die Salze werden so besser und schneller aufgenommen.

Gerade bei heftigen Beschwerden hilft diese Einnahme meist sehr schnell und kann im Akutfall darum auch viertelstündlich wiederholt werden, d.h. Sie trinken so viele Becher bis sich die Beschwerden deutlich bessern.

Die Heiße 7 ist für akute Beschwerden gedacht, z.B. für akute Rückenschmerzen, Kopfschmerzen, krampfartige Blähungen, Regelbeschwerden oder auch Zahnschmerzen.

Bitte beachten: Zum Umrühren nehmen Sie bitte einen Plastik- oder Holzlöffel und *keinen* Metalllöffel.

Sollten Sie gerade keine Möglichkeit haben, einen Becher abgekochtes Wasser herzustellen, verzweifeln Sie nicht. Sie können die Nr.7 dennoch nehmen und zwar alle 5 Minuten 1-2 Tabletten lutschen. Die Nr.7 wirkt auch so, die Heiße 7 wirkt einfach nur noch schneller.

Beispiel: Im letzten Urlaub hat mich eine Art Heiße 7 gerettet. Schon fast den ganzen Tag hatte ich ständig alle 5 Minuten Nr.12 wegen einer eitrigen Wurzelentzündung eingenommen. Eine Erleichterung verspürte ich dennoch nicht. Langsam wurde ich unruhig. Ich bin zwar hart im Nehmen, aber im Ausland zum Zahnarzt zu gehen, da hatte ich so gar keine Lust zu. Doch die Schmerzen gingen langsam Richtung unerträglich.

cherheitshalber bin ich sehr früh ins Bett gegangen. Am späten Abend im telzimmer kam mir die Idee noch zusätzlich Nr.7 als Schmerzmittel einzunen. In meiner Reiseapotheke hatte ich Nr.7 als Alkoholtropfen dabei. er kochen konnte ich allerdings dort nicht. Entsprechend der Heißen 7 h zehn Tropfen in den Mund geträufelt und die Flüssigkeit mit der

Zunge an das schmerzende Zahnfleisch geschoben. Schon nach recht kurzer Zeit, konnte ich die enorme Wirkung von Nr.7 spüren. Nicht nur, dass die Schmerzen sehr stark nachließen, auch meine Sorge und Unruhe ließen deutlich nach und das entzündete Zahnfleisch konnte endlich heilen. Am nächsten Morgen ging es mir wieder gut.

Die Heiße 7 für Kinder unter 12 Jahren

Für Kinder unter 12 Jahren verwenden Sie für die Heiße 7 nur 5 statt 10 Tabletten.

Ältere Kinder und Jugendliche werden wie Erwachsene behandelt.

Die Heiße 7 für Babys

Wenn das Baby noch gestillt wird, trinkt die Mutter die Heiße 7.

Anwendung der Schüßler-Salben und des Salbenbreis

Anwendung der Schüßler-Salben

Zur Akutbehandlung werden die Salben stündlich, in chronischen Fällen 2-3x täglich leicht einmassiert. Die Salben sind auch für Salbenverbände gut geeignet. Salben sind aufgrund ihres Fettgehaltes *jedoch nicht geeignet für offene Wunden oder offene Hautstellen.*

Ich empfehle die Salben messerrückendick aufzutragen und anschließend mit Frischhaltefolie oder wenigstens einem Pflaster abzudecken, damit die Salben in die Haut einziehen können. Wenn Sie mehrere Salben benötigen, mischen Sie sie vorher im Handteller und tragen sie dann großzügig auf.

Herstellung und Anwendung des Salbenbreis

Nehmen Sie 1-3 Tabletten und mischen Sie sie mit wenig Wasser, so dass der Brei noch sämig ist. Diesen Brei können Sie direkt auf die Wunde bzw. betroffene Stelle legen. Ist die Wunde größer, mischen Sie entsprechend mehr Tabletten. In der Regel braucht man 3-10 Tabletten. Die betroffene Stelle wird messerrückendick bestrichen.

Anschließend den Brei am besten mit Frischhaltefolie oder zumindest mit einem Pflaster abdecken. So trocknet der Brei nicht aus.

Den Brei kann man auch auf offene Wunden auftragen. Dann sollte allerdings steriles Verbandsmaterial und sauberes Wasser verwendet werden.

Sie können den Salbenbrei genauso wie die Salben anwenden. Diesen dürfen Sie allerdings auch auf offene Wunden auftragen. Sehr hautempfindliche Menschen, die Salben und Cremes nicht gut vertragen, profitieren besonders von dieser Herstellungsweise.

Idee und Aufbau der Reiseapotheke

Alphabetisch habe ich die Krankheiten und Symptome aufgelistet, die vor, während und nach einer Reise auftreten können. Beispiele für Symptome, die schon im Vorfeld einer Reise auftreten können, sind Reiseangst, Nervosität und Unruhe.

Während einer Reise kann es zu Reiseübelkeit kommen, das sind Übelkeit mit Erbrechen oder Unwohlsein im Auto, Bus, Zug oder Schiff. Man kann auch Zugluft abbekommen und sich einen Schnupfen einfangen.

Nach einer Reise kann Jetlag auftreten und vor Ort ist eigentlich alles möglich. Da Sie dies aber in vielen Büchern finden, habe ich mich hier auf Dinge beschränkt, die ganz typisch für eine Reise sind wie z.B. sich eine Blase laufen, Fußschmerzen, Muskelkater, Erbrechen oder Verstopfung. Generell habe ich darauf verzichtet, die Namen der Salze auszuschreiben. Am Ende des Buches finden Sie eine Checkliste für Ihre Schüßler-Salze-Reiseapotheke mit Namen und Nummern der Schüßler-Salze.

Insgesamt gibt es 12 Schüßler-Salze, die bis auf das Salz Nr.12 alphabetisch durchnummeriert sind. Die Nr.12 fällt aus der Reihenfolge heraus, weil Dr. Schüßler der Ansicht war, Nr.9 oder Nr.11 würden die Wirkung von Nr.12 komplett abdecken. Er entfernte es wieder aus seiner Liste. Später wurde es von anderen Therapeuten wieder hinzugefügt.

Dies ist dann wichtig zu wissen, wenn man Schüßler-Salze in anderen Ländern kauft. Manchmal ist die Nr.12 Calcium sulfuricum als drittes Salz alphabetisch korrekt eingereiht während es bei uns das letzte Salz der Reihe ist.

Bei uns in Deutschland können Sie in die Apotheke gehen und die Salze nach der Nummer kaufen. In Englischsprachigen Ländern ist dies nicht immer so. Da bitte genau mit dem Namen des Salzes bestellen.

Alphabetische Indikationsliste

Allergischer Schnupfen

Bei durchsichtigem, wässrigem Fließschnupfen Nr.8, 3x täglich 2 Tabletten, Kinder 3x täglich 1 Tablette.

Siehe auch „Heuschnupfen".

Angina

siehe „Mandelentzündung".

Angst

Wenn Sie überempfindlich sind, nervös, voller Sorgen, leicht aufgeregt und sich vor Menschenansammlungen fürchten, 3x täglich 2 Tabletten Nr.5, Kinder 3x täglich eine Tablette. Nr.5 stärkt die Nerven.

Appetitlosigkeit

☐ Nr.6, wenn Sie sich erschöpft fühlen und die Magennerven gestärkt werden sollen. 3x täglich 2, Kinder 3x täglich 1.

☐ Nr.8, wenn Sie sich schwach fühlen und unter Appetitmangel leiden. Nr.8 reguliert die Sekretion der Magensäure, siehe auch „Sodbrennen". 3x täglich 2, Kinder 3x täglich 1.

Aufstoßen

☐ Saures: Nehmen Sie alle 5 Minuten 1-2 Tabletten Nr.9 bis es besser wird.

☐ Bitteres: Nehmen Sie alle 5 Minuten 1-2 Tabletten Nr.10 bis es besser wird.

☐ Allgemein: So viele Becher Nr.7 bis es besser wird.

Autofahrermischung

Wenn Sie im Stau stehen, kann es wegen der Schwermetallbelastung zu einem erhöhten Mangel an Nr.8 kommen. Nehmen Sie also vor allem im Stau immer mal wieder eine Tablette Nr.8.

Wenn Ihnen im Auto schon nach einer halben bis einer Stunde Fahrt die Augen zufallen, benötigen Sie Nr.9. Am besten stellen Sie sich eine Dose mit Nr.9 griffbereit neben den Fahrersitz und lutschen von Beginn der Fahrt an immer wieder eine Tablette. Bei starker Müdigkeit machen Sie eine Pause.

Bei einer langen Autofahrt empfehle ich Ihnen die Autofahrermischung. Diese Mischung können Sie so oft nehmen, wie es Ihnen angenehm ist.

Sie werden sich frischer, fitter und konzentrierter fühlen.

Nehmen Sie von den folgenden Salzen je 10 Tabletten und geben Sie sie in ein Plastikgefäß, das gut im Auto Platz hat und lassen Sie je eine Tablette alle 5-10 Minuten im Mund schmelzen.

- Nr.3 Ferrum phosphoricum D12 – sorgt für eine gute Sauerstoffversorgung.
- Nr.5 Kalium phosphoricum D6 – sorgt für Energie und Konzentration, da es die Nerven stärkt.
- Nr.6 Kalium sulfuricum D6 – sorgt auch für eine gute Sauerstoffzufuhr und zwar bis in die Zellen.
- Nr.8 Natrium chloratum D6 – sorgt für die Bildung von Hirnflüssigkeit (Liquor).
- Nr.9 Natrium phosphoricum D6 – sorgt für waches Autofahren, denn es reguliert den Säurebasen-Haushalt. Übersäuerung macht müde!
- Nr.10 Natrium sulfuricum D6 – wird immer zusammen mit Nr.6 gegeben.

Bandscheibenbeschwerden

Oft kehren Rückenschmerzen in einer Entspannungsphase zurück oder zum ersten Mal auf. Sollten Sie unter akuten Bandscheibenproblemen leiden nehmen Sie die Heiße 7 und zwar so viele Becher bis der Schmerz nachlässt und zusätzlich häufig Nr.3.

Reiben Sie den Rücken zusätzlich mit Salbe Nr.3 und Nr.7 ein.

Die starken Schmerzen beim Bandscheibenvorfall resultieren aus einer Entzündung der Nervenwurzeln hervorgerufen durch den Druck der vorgewölbten Bandscheibe auf die Nerven. Daher ist es auch wichtig, ein entzündungshemmendes Mittel zu nehmen. Zusätzlich zur Heißen 7 nehmen Sie daher die Nr.3 und zwar alle 5-10 Minuten 1-2 Tabletten.

Sollten sich Taubheit, Kribbeln oder Ameisenlaufen einstellen und sich das durch die Behandlung nicht innerhalb eines Tages bessern, suchen Sie bitte einen Arzt auf. Dann müssen die eingeklemmten Nerven entlastet werden.

Bei Lähmungserscheinungen gehen Sie bitte sofort zum Arzt. Vor allem, wenn Sie auch Probleme mit dem Stuhlgang oder beim Wasserlassen haben. Sonst kann Ihr Nervensystem ernsthaft Schaden nehmen.

Weitere Möglichkeiten siehe auch „Ischias", „Hexenschuss", „Rückenschmerzen."

Bauchschmerzen

☐ Bei akuten Schmerzen sofort alle 5 Minuten 1 Tablette Nr.3 lutschen bis Besserung eintritt.

☐ Bei kolikartigen Schmerzen die Heiße 7 zubereiten. So viele Becher trinken bis es besser wird. Wenn kein heißes Wasser vorhanden ist, alle 5 Minuten 1 Tablette lutschen bis es besser wird.

☐ *Achtung:* Haben Sie den Verdacht, dass Sie einen Darmverschluss haben (es kommt überhaupt kein Stuhlgang mehr), dann nehmen Sie die Heiße 7 nicht ein, sondern lutschen die Nr.7 bis zum Eintreffen des Notarztes. Generell sollten Sie bei starken Bauchschmerzen einen Arzt aufsuchen.

☐ Bei Schmerzen mit Schwäche alle 5 Minuten 1 Tablette Nr.5 lutschen bis Besserung eintritt.

☐ Mit Blähungen: Alle 5 Minuten 1 Tablette Nr.10 im Wechsel mit Nr.11

☐ Mit Völlegefühl: Alle 5-10 Minuten 1-2 Tabletten Nr.6 bis es nachlässt.

Wenn mit den obigen Mitteln keine Besserung eintritt, Übergang zu:

☐ Nr.4 als Folgemittel, wenn die Zunge weiß belegt ist, 2 Tabletten 3-4x täglich, Kinder 1 Tablette 3-4x täglich.

Wenn auch Nr.4 nicht hilft, Übergang zu

- Nr.6, erkennbar an der gelblich-bräunlich belegten Zunge. Dosierung wie Nr.4.

Bindehautentzündung

Alle 5-10 Minuten 1-2 Tabletten Nr.3 und Nr.9 im Wechsel bis es besser wird. Wenn eitrige Absonderungen erfolgen Übergang zu Nr.9, 3x täglich 2.

Blähungen

- Mit Schmerzen: Heiße 7 plus Nr.10 alle 5 Minuten eine Tablette.
- Mit Druckschmerz oder Völlegefühl: Alle 5-10 Minuten 1-2 Tabletten Nr.6.
- Winde riechen akut: Alle 5-10 Minuten 1-2 Tabletten Nr.10.
- Winde riechen immer: 3x täglich 2 Tabletten Nr.10

Blase gelaufen auf Wanderung

- Wenn die Blase noch wässrig und geschlossen ist, Salbenbrei von Nr.3 und Nr.8 herstellen und dick unter einem Blasenpflaster auftragen. Wichtig: Die Stelle mit einem Blasenpflaster so lange schützen bis die Blase verheilt ist. Sonst kann es zu Entzündungen kommen.
- Wenn die Blase wässrig mit gelblichem Inhalt ist Nr.10 einnehmen und auftragen.
- Wenn die Blase eitert und der Eiter schon eine Öffnung hat, die Stelle mit Salbenbrei Nr.12 einreiben und 3x täglich 2 Tabletten Nr.12 einnehmen. Wenn die Eiterblase noch verschlossen ist, dasselbe mit Nr.11 machen.

Bläschen / Hautblasen

Bei juckenden und wässrigen Blasen Nr.8 und Nr.10 alle 5-10 Minuten eine Tablette. Siehe auch „Nesselausschlag mit Juckreiz".

Blasenentzündung (Harnblase)

Achtung: Nicht zu lange selbst behandeln, da Blasenentzündungen in die Nieren aufsteigen können. Wenn Blut im Urin ist, ist genau das passiert. Dann sofort zum Arzt gehen.

- *Am 1. Tag* gleich zu Beginn der Beschwerden alle paar Minuten eine Tablette Nr.9, Kinder genauso. Hier ganz nach Gefühl vorgehen mit dem Gedanken anfangs lieber mehr Tabletten als zu wenige nehmen. Bei heftigen Beschwerden sogar jede Minute eine Tablette Nr.9 im Wechsel mit Nr.3 nehmen.
- *Am 2. Tag* stündlich 1 Tablette Nr.9 lutschen.
- *Wenn es besser wird* am 3. Tag Nr.3 und Nr.9 abwechselnd einnehmen, je 2 Tabletten 3x täglich.
- *Wenn es nicht besser wird* wechseln auf Nr.11 *begleitend* bei chronischem Blasen- und Harnwegs-Katarrh, je 2 Tabletten 3x täglich.

Blutdruckprobleme

Siehe Kreislaufstörungen

Bluterguss

- Frischer Bluterguss: Nr.3 alle 5 Minuten halbstündlich eine Tablette und zusätzlich Salbe Nr.3 mehrmals täglich auftragen über Nacht dick auftragen und mit Frischhaltefolie abdecken.
- Älterer Bluterguss: Nr.11 3x täglich eine Tablette. Nr.11 kann den Bluterguss aufsaugen.

Brechdurchfall

Alle 5-10 Minuten je 1-2 Tabletten von Nr.3 und Nr.10 nehmen. Zusätzlich sehr viel Wasser trinken, v.a. Kinder, weil sie schnell austrocknen!

Brennnesseln angefasst

Siehe „Nesselausschlag mit Juckreiz".

Durchfall

Nr.3 und Nr.8 in der ersten Entzündungsphase: Alle 5-10 Minuten je 1-2 Tabletten bis es besser wird. Kinder jede Stunde je eine Tablette.

Nr.4 als Folgemittel von Nr.3, wenn es nach einem halben bis einem Tag nicht besser wird, stündlich 1 Tablette, Kinder 3x täglich 1 Tablette.

Bei Darmkrämpfen zusätzlich Nr.7, Nr.7 entspannt die Darmmuskulatur, auch als Heiße 7 möglich.

Bei Aufregung: Nr.5 alle 5 Minuten 1 Tablette bis es besser wird.

Wenn es Ihnen dennoch zunehmend schlechter geht und Sie schwächer werden, dann zum Arzt. Gefahr der Austrocknung!

Erkältung
Siehe „Husten" oder „Schnupfen".

Fieber
Zur Abwehr von Viren und Bakterien braucht der Körper unbedingt Nr.3. Wenn nicht genug Nr.3 da ist, erhöht er die Körpertemperatur. Daher wird bei leichtem Fieber immer Nr.3 gegeben, so dass das Fieber oft schnell sinkt.

☐ Leichtes Fieber bis zu 38,5°C Nr.3 alle 5-10 Minuten 1-2 Tabletten bis das Fieber sinkt, sollte es weiter steigen zusätzlich Nr.5 im Wechsel mit Nr.3 alle 5 Minuten geben und Ruhe!

☐ Hohes Fieber über 38,5°C, Nr.5 2-3 Tabletten alle 5 Minuten geben.

☐ Wenn das Fieber nicht sinkt, zusätzlich Nr.2 geben und einen Arzt konsultieren.

Fersensporn
Nach einer langen Wanderung kann schon mal ein alter Fersensporn wieder aktiv werden oder zum ersten Mal auftreten. Sie erkennen ihn an Schmerzen beim Auftreten, besonders morgens beim Aufstehen.

Die Salben Nr.1, Nr.2, Nr.11 stündlich auf die schmerzende Stelle dick auftragen, mit Frischhaltefolie abdecken und zusätzlich von den Tabletten Nr.1, Nr.2, Nr.11 alle 5-10 Minuten je eine einnehmen. Nach einem halben spätestens einem Tag Übergang zur Standarddosierung, siehe „Normale Anwendung (Standard-Dosierung)".

Wenn Ihnen die akute Anwendung im Urlaub zu lästig ist, so reiben Sie den Fuß zumindest morgens und abends ein. Morgens reicht es den Fuß dünn einzureiben. Doch vor dem Schlafengehen reiben Sie den Fuß richtig dick ein (messerrückendick) und decken ihn dann mit Frischhaltefolie ab. Außerdem ist es gut, den Fuß zu schonen, d.h. Sie haben eine gute Gelegenheit es sich im Strandkorb oder im Liegestuhl gemütlich zu machen.

Furunkel

Beim leisesten Verdacht mit Salbe Nr.3 und Salbe Nr.11 einreiben oder aus beiden Tabletten einen Salbenbrei bilden und diesen auf die betroffene Stelle aufbringen. Mit einem Pflaster oder Folie abdecken.

Nr.3 und Nr.11 am besten auch innerlich nehmen. Alle 5 Minuten im Wechsel je eine Tablette Nr.3 und dann Nr.11.

Wenn das Furunkel nach einem halben bis einem Tag nicht abgeheilt ist weiter mit Nr.4 am 2. Tag und weiter mit Nr.6 am 3. Tag, jeweils 3x täglich je 2 Tabletten.

Füße (Sohlen) brennen

Mit Salbe Nr.12 oder einem Salbenbrei einreiben und mit Folie oder Pflaster abdecken. Nachts am besten dick einreiben, morgens reicht ein dünner Salbenauftrag.

Finger, Füße, Knöchel geschwollen

Siehe „Schwellungen an Fingern, Füßen, Beinen, Knöcheln und Augenlidern".

Fuß umgeknickt

Siehe „Verstauchung".

Füße schmerzen

Wenn Sie an einem Senkfuß (Plattfuß) leiden, können die Füße nach langen Wanderungen schmerzen. Tragen Sie dann sofort Salbe Nr.1 und Nr.11 auf und nehmen 3x täglich die Tabletten Nr.1 und Nr.11 innerlich.

Füße wund gelaufen

Siehe „Blase gelaufen auf Wanderung".

Gelenkbeschwerden

- Krachen und Knacken der Gelenke, Nr.8 in der Standard-Dosierung, siehe „Normale Anwendung (Standard-Dosierung)".
- Bei rheumatischen Schmerzen Nr.12 in der Standard-Dosierung.
- Akute Schmerzen an alten Konchenbruchstellen: Nr.2 alle 5-10 Minuten 1-2 Tabletten bis es besser wird.
- Siehe auch "Gliederschmerzen und Muskelrheuma".

Gelenkentzündung

- Von Nr.3 und Nr.9 je 1-2 Tabletten bis es besser wird.
- Siehe auch „Gichtanfall".

Gerstenkorn

Bei einem Gerstenkorn handelt es sich um eine bakterielle Entzündung. Am Lidrand bemerken Sie anfangs einen Schmerz und eine Rötung. Später schwillt die Hautregion an und es entsteht eine Gerstenkornähnliche eitrige und schmerzhafte Verdickung.

In der Anfangsphase nehmen Sie sofort alle 5 Minuten 1-2 Tabletten Nr.3. Stellen Sie aus einer Tablette Nr.3 und einer Tablette Nr.7 einen Salbenbrei her und tragen Sie ein kleine Menge davon auf die Schmerzstelle auf.

In der Regel bildet sich das Gerstenkorn so erst gar nicht aus. Sollte es sich dennoch bilden, nehmen Sie 3x täglich 2 Tabletten Nr.6, das Mittel für das 3. Entzündungsstadium.

Gesichtsneuralgie

Siehe „Nervenschmerzen".

Gichtanfall

Nr.3, Nr.8, Nr.9, Nr.10, Nr.11, Nr.12, von allen Tabletten 20 mit Wasser auflösen und als Brei auftragen.

Mit Fieber: Zusätzlich innerlich Nr.3 nehmen, alle 5-10 Minuten 1-2 Tabletten.

Gliederschmerzen

Gliederschmerzen sind häufige Begleiterscheinung bei Erkältungen. Nehmen Sie gleich zu Beginn alle 5-10 Minuten 1-2 Tabletten Nr.3 und Nr.10 bis die Schmerzen nachlassen.

Halsschmerzen

Bei Schwellung und Rötung im ersten Stadium, 1-2 Tabletten Nr.3 alle 5-10 Minuten lutschen bis es besser wird, wenn nach einem halben bis einem Tag keine Besserung eintritt, Übergang zu Nr.4, 3x täglich 2 Tabletten.

Wenn die Mandeln vereitern Übergang zu Nr.12, 3x täglich 2 Tabletten, sonst Übergang zu Nr.6, 3x täglich 2 Tabletten bis die Symptome ganz weg sind.

Hauterkrankungen mit Juckreiz

Mit Salbe Nr.7 einreiben.

Heiserkeit

Im Zusammenhang mit einer Erkältung siehe „Husten" oder „Schnupfen" oder auch „Mandelentzündung".

Nach einer Erkältung: Nr.4 , 3x täglich 2 Tabletten, circa einen Tag lang. Wenn das nicht hilft, Nr.6 3x täglich 2 Tabletten bis die Heiserkeit weg ist.

Nach Überanstrengung der Stimme: Nr.3, Nr.5, Nr.8, jeweils 1 Tablette alle 5 Minuten bis es besser wird.

Herpes

Bei den ersten Symptomen Salbe Nr.8 so häufig wie möglich einreiben bis sich der Herpes bzw. die Symptome zurückbilden.

Wenn Salbe Nr.8 nicht zur Hand ist, dann 1-2 Tabletten mit wenig Wasser mischen und auf die Lippe auftragen. Das so oft wie möglich und so oft wie es angenehm ist wiederholen.

Heuschnupfen

☐ akuter Anfall: Nr.3, Nr.4, Nr.8, alle 30 Minuten je 2 Tabletten,

- mit aufgedunsenem Gesicht: Nr.8 und Nr.10 4x täglich je 3 Tabletten,
- mit Niesreiz: Nr.7, 4x täglich 3 Tabletten,
- zur Vorbeugung: Nr.2, Nr.3, Nr.8, 3x täglich je 3 Tabletten.

Hexenschuss

Wenn Sie eine Badewanne zur Verfügung haben, machen Sie sofort ein Vollbad mit 30 Tabletten Nr.3 und drei Stunden später gleich nochmal eins.

Denn Wärme tut dem Hexenschuss gut. Wenn Sie keine Badewanne haben, wärmen Sie Ihren Rücken z.B. mit einem Körnerkissen oder einer warmen Decke, zur Not mit der Bettdecke.

Nehmen Sie zusätzlich Nr.2 und Nr.7 je 5 Tabletten wie die Heiße 7 solange bis der Schmerz nachlässt und Sie sich wieder bewegen können.

Reiben Sie sich mit den Salben Nr.2 und Nr.7 ein.

Hitzschlag - lebensgefährlich

Bei einem Hitzschlag ist im Gegensatz zum Sonnenstich nicht nur der Kopf total überhitzt, sondern der gesamte Körper. Große Anstrengung, z.B. Sport in großer Hitze oder zu dicke Kleidung bei großer Hitze können dazu führen, dass der Körper nicht genügend über den Schweiß gekühlt werden kann, das Temperatur-Regulationssystem des Körpers ist außer Gefecht gesetzt. Es kommt zu einem Wärmestau.

Anzeichen für einen Hitzschlag sind:

- Kopfschmerzen,
- Übelkeit und Erbrechen,
- Verwirrtheit, Bewusstseinseintrübung bis hin zur Bewusstlosigkeit,
- Sehr schneller Herzschlag bei zuerst normalem später erniedrigtem Blutdruck,
- Verstärkte Atmung,
- *Temperatur über 40°C,*
- Rote, heiße trockene Haut,

- Manchmal "nur" völlige Ermattung.
  Achtung: Dieser Zustand wird oft mit Erschöpfung oder Müdigkeit verwechselt und der Hitzschlag zu spät behandelt.

Achtung: Beim Hitzschlag besteht Lebensgefahr.

Therapie: Patienten sofort an einen kühlen Ort bringen, den Oberkörper hochlagern und den ganzen Körper mit feuchten Tüchern kühlen. Wenn der Patient wach ist, zu trinken geben, sonst stabile Seitenlage. In das Getränk kann man die Schüßler-Salze geben, die man auch bei einem Sonnenstich geben würde, also Nr.3, Nr.5 und Nr.8.

Auf keinen Fall nur selbst behandeln, sondern sofort den Notarzt verständigen.

Hornhaut an den Füßen

Schon vor dem Urlaub kann man damit beginnen, die unschöne Hornhaut an den Füßen zu beseitigen. Regelmäßiges Eincremen mit Salbe Nr.1 macht die Füße weich und geschmeidig. Schon nach ca. 3 Wochen hat man deutliche Ergebnisse.

Hühneraugen

Nr.1, Nr.8, Nr.11 3x täglich je 3 Tabletten einnehmen und diese als Salben auftragen oder Fußbäder mit je 20-30 Tabletten der Salze durchführen.

Sollte sich das Hühnerauge entzünden, sofort mit Nr.3 behandeln, innerlich mit Nr.3 Tabletten alle 5-10 Minuten 1-2 Tabletten und äußerlich mit Salbenbrei und Pflaster.

Husten

Nr.3 alle 5-10 Minuten 1-2 Tabletten solange der Husten trocken und ohne Auswurf ist, Kinder ebenso. Wenn der Husten nach einem halben bis einem Tag nicht weg geht, dann Übergang zu Nr.4, 2 Tabletten 6-10x täglich, je nach Beschwerden, je schlimmer desto mehr und häufiger Tabletten lutschen, Kinder eine halbe Tablette stündlich von Nr.4. Das Kennzeichen für den Wechsel auf Nr.4 ist: 1. der Husten ist stärker geworden und 2. es kommt weißer oder durchsichtiger Schleim beim Husten.

Übergang zu Nr.6 sobald der Auswurf gelblich oder grünlich wird , 3x täglich 2 Tabletten, Kinder 3-4x täglich 1 Tablette. Nr.6 entfällt, wenn es unter Nr.4 zur Ausheilung kommt.

Insektenstich

- [ ] Alle 5 Minuten 1-2 Tabletten Nr.3 und in der ersten Stunde zusätzlich genauso häufig Nr.8.
- [ ] Auf den Stich geben Sie gegen den Juckreiz und die Schwellung einen Salbenbrei. Dazu mischen Sie einige Tabletten Nr.8 mit Wasser und geben diesen dickflüssigen Brei auf den Stich.
- [ ] Wenn es zu einer allergischen Reaktion kommt oder Sie wissen aus Erfahrung, dass es dazu kommen wird: Gleich im Anfangsstadium alle 5 Minuten je eine Tablette Nr.2, Nr.8 und Nr.11 nehmen. Zusätzlich sofort die Tabletten als Brei auf den frischen Stich auftragen. Dazu ein paar Tabletten mit Wasser verdünnen und auftragen. Dies oft wiederholen. Über Nacht den Salbenbrei oder die Salben dick auftragen und mit Pflaster oder Frischhaltefolie abdecken. Die Schwellung verschwindet in der Regel über Nacht.

Beispiel: Auch allergisch sehr stark angeschwollene Insektenstiche reagieren – wie ich aus persönlicher Erfahrung weiß – über Nacht abschwellend. Nach einem Mückenstich wuchs der Stich auf einen Durchmesser von ca. 6cm an. Außerdem wurde er dicker und dicker und immer schmerzhafter. Ich habe sowohl die Tabletten 2,8 und 11 innerlich genommen als auch den Stich sehr dick mit allen drei Salben eingerieben und mit Frischhaltefolie abgedeckt. Das Bein habe ich zusätzlich hochgelegt.

Wichtig ist hier, dass Sie wissen, dass es sich tatsächlich „nur" um eine Allergie und nicht um eine Entzündung handelt. Dazu müssen Sie sicherheitshalber einen Arzt aufsuchen, der in Ihren Stich hineinsticht und prüft, ob er frei von Eiter ist.

Denn eine großflächige Entzündung kann richtig gefährlich werden.

Ischias

Alle 5-10 Minuten 1-2 Tabletten Nr.3 und die Heiße 7 bis es besser wird. Die schmerzhaften Stellen mit Salbenbrei oder den Salben Nr.3 und Nr.7 häufig einreiben.

Jetlag

Versuchen Sie, wenn Sie am Reiseziel angekommen sind möglichst viel zu schlafen und wenn das nicht geht, gehen Sie so lange wie möglich an die frische Luft. Dadurch stellt sich die innere Uhr schneller um. Wichtig ist es während des Fluges mindestens einen Liter Wasser zu trinken, auch wenn es schwer fällt. Das mindert die Symptome.

7-10 Tage bevor Sie fliegen, beginnen Sie mit einer Kur von Nr.3 und Nr.8. Nehmen Sie jeweils 5-7 Tabletten.

Wenn Sie Richtung Westen fliegen also länger wach bleiben müssen, dann nehmen Sie am Reisetag 5-7 Tabletten Nr.5.

Fliegen Sie in Richtung Osten, d.h. Sie müssen ungewohnt früh zu Bett, dann helfen Sie sich mit einer Schlafmischung aus je 5-7 Tabletten von Nr.2 und Nr.7.

Kater

Behandlung wie unter „Kopfschmerzen nach Alkohol". Siehe auch Schwellungen an Fingern, Füßen, Beinen, Knöcheln und Augenlidern.

Klimaumstellung

Wenn Ihnen die Klimaumstellung am Urlaubsort oder auch zu Hause nach dem Urlaub schwerfällt, nehmen Sie alle 5 Minuten 1-2 Tabletten Nr.5 und lassen Sie sie im Mund schmelzen bis es Ihnen besser geht.

Krank im Flugzeug oder in der Bahn

Im Flugzeug oder in der Bahn, vor allem im ICE kann die Klimaanlage sehr belastend sein, zumal sie oft zu kalt eingestellt ist. Wenn Sie zu Erkältungen neigen, sollten Sie Schüßler-Salz Nr.3 immer im Handgepäck mit sich führen.

Wenn Sie merken, dass sich eine Erkältung anbahnt, nehmen Sie alle 5-10 Minuten 1-2 Tabletten Nr.3 bis Sie sich besser fühlen. Meistens geht es Ihnen nach einem halben Tag schon wieder besser. In 4 Stunden können Sie so auf bis zu 48 Tabletten kommen. Auch wenn Ihnen das jetzt sehr viel vorkommt, denken Sie daran: Zu Anfang lieber großzügig mit der Menge umgehen als zu kleine Mengen zu nehmen und dann keine Wirkung zu verspüren.

Kreislaufstörungen

Kreislaufstörungen treten oft plötzlich auf. Symptome können sein: Schwindel, Sehstörungen, Hitzewallungen, Panik, Gangunsicherheit, Herzbeschwerden, Kopfschmerzen, Schwächegefühle, Blutdruckveränderungen nach oben oder nach unten.

Kreislaufstörungen können folgende Ursachen haben:

Niedriger Blutdruck, eine Infektionskrankheit, Folgeerkrankung nach einem Zeckenbiss, starker Blutverlust, eine überstandene Narkose, Alkohol-, Nikotin- oder Drogenmissbrauch, schwerer Durchfall, Bluthochdruck, eine Vergiftung, Schockzustände, Unterkühlung, übermäßige Hitze (Sonnenstich, Hitzschlag) oder Stoffwechselstörungen.

Zur Stärkung Ihres Kreislaufs nehmen Sie alle 5-10 Minuten 1-2 Tabletten Nr.5.

Mit Schwindel, Schwäche und niedrigem Blutdruck: Nr.3 oder Nr.5 – alle paar Minuten je eine Tablette.

Wenn Sie häufiger zu Ohnmachtsanfällen neigen, weil Sie an niedrigem Blutdruck leiden, nehmen Sie Nr.3 und Nr.5 im häufigen Wechsel und diese Mischung auch noch zu Hause in der Standard-Dosierung für 3-6 Wochen, siehe „Normale Anwendung (Standard-Dosierung)".

Kopfschmerzen

☐ Krampfartig: Heiße 7, so viele Becher bis es besser wird.

☐ Mit dem Gefühl, eine Migräne ist im Anzug: Heiße 7, so viele Becher bis es besser wird.

- Nach Alkohol: Nr.10 alle 5 Minuten 1 Tablette bis es besser wird. Dieses Mittel wirkt oft überraschend schnell, oft besser als eine Kopfschmerztablette. Nr.10 wird vom Körper für den Ab- und Umbau von Alkohol benötigt. Zusätzlich können Sie noch die Salbe Nr.10 auf die schmerzenden Stellen auftragen oder einen Salbenbrei aus Nr.10 auftragen.
- Klopfend, pochend oder mit heißer Stirn: Alle 5-10 Minuten 1-2 Tabletten Nr.3 bis es besser wird.
- Nach Anstrengung verbunden mit großer Schwäche: Nr.5 3-8 Tabletten über den Tag verteilt.
- Nach dem Sonnenbad: Alle 5-10 Minuten 1-2 Tabletten Nr.3 bis es besser wird. Der Kopfschmerz entsteht durch Sauerstoffmangel im Kopf. Siehe auch „Sonnenbrand".

Mandelentzündung

Ganz zu Anfang behandeln wie eine Halsentzündung.

Wenn die Halsentzündung mit Nr.3 nicht weggeht, Übergang zu Nr.4. Wenn Nr.4 nicht hilft und die Mandeln vereitern, Übergang zu Nr.12, alle 5-10 Minuten 1-2 Tabletten, wenn das nicht innerhalb von einem halben bis einem Tag hilft zum Arzt.

Wichtig: Mit eitrigen Mandeln ist nicht zu spaßen, d.h. hier sollten Sie einen Arzt aufsuchen. Wenn dieser aber nicht in der Nähe ist, ist Nr.12 ein wunderbares Mittel, das auch relativ schnell wirkt.

Magenbeschwerden

- bei kolikartigen Magenschmerzen Nr.7 alle 5-10 Minuten 1-2 Tabletten oder auch als Heiße 7.
- Magen nervös: Nr.7, Nr.8 , Nr.9 und Nr.11 je 3x täglich 3 Tabletten.
- Völlegefühl: Nr.6 und Nr.10 je 3x täglich 3 Tabletten.

Siehe auch „Sodbrennen", „Übelkeit und Erbrechen", „Unruhe / Nervosität", „Reiseübelkeit / Seekrankheit".

Mallorca-Akne

Siehe Sonnenallergie, Mallorca-Akne.

Menstruationsbeschwerden

Bei schmerzhaften Bauchkrämpfen kann ich die Heiße 7 sehr empfehlen. Ein Versuch lohnt sich definitiv. Die Heiße 7 ist bei mir genauso wirksam wie Schmerztabletten. Bei schlimmen Bauchschmerzen habe ich schon bis zu 2 ½ Becher getrunken.

Trinken Sie so viele Becher bis der Schmerz nachlässt.

Nr.7 wirkt krampflösend, entspannend und schmerzlindernd.

Sollten Sie immer Last mit Bauchschmerzen während der Periode haben, ist es sinnvoll zur Vorbeugung 3x täglich 2 Tabletten Nr.7 einzunehmen. Hier kann es auch sinnvoll sein, eine Heilpraktikerin aufzusuchen und sich von ihr beraten zu lassen. Schmerzen während der Periode müssen nicht sein.

Sollte Nr.7 dennoch nicht helfen, versuchen Sie es mit Nr.2. Nehmen Sie sie wie die Heiße 7. Nr.2 hat ein ähnliches Wirkungsspektrum wie Nr.7.

Mondfühligkeit

Akut: Wenn Sie bei Vollmond nicht schlafen können, dann nehmen Sie vor dem Schlafengehen oder später im Bett je 3 Tabletten von den Salzen Nr.2, Nr.9 und Nr.11. Sollten Sie ständig an Mondfühligkeit leiden, nehmen Sie diese Mischung so lange bis es besser wird und zwar 3x täglich je 3 Tabletten.

Muskelkater

☐ Besteht der Muskelkater schon: Nr.6, alle 5 Minuten 2 Tabletten plus alle 5 Minuten Nr.3 und Nr.7 je 1 Tablette.

☐ Dem Muskelkater vorbeugen: Nr.3 vor der Anstrengung, vor dem Sport 25 Tabletten in einem halben Liter Wasser auflösen und schluckweise trinken.

Muskeln erschöpft

Nr.3, Nr.5 alle 30 Minuten je 3 Tabletten.

Muskelrheuma

Nr.3, Nr.6, Nr.9, Nr.11, Nr.12, 4x täglich je 3 Tabletten.

Muskelverspannungen

Nr.2, 3x täglich 2 Tabletten. Zusätzlich die Verspannungen mit Salbe Nr.2 einreiben.

Nagel entzündet oder Nagelbett entzündet

Nr.3, Nr.9, Nr.11 im akuten Stadium. Wenn man merkt, dass der Nagel oder das Nagelbett pochen, alle 5-10 Minuten je eine Tablette und den Nagel häufig mit der Salbe Nr.3 oder Salbenbrei aus Nr.3 einreiben.

Sollte sich dennoch Eiter bilden, dann Nr.11: Alle 5-10 Minuten 1-2 Tabletten nehmen und zusätzlich den Nagel großzügig mit Salbe Nr.11 einreiben und mit einem Pflaster oder mit Frischhaltefolie abdecken.

Nasenbluten

Sofort häufige Gaben von Nr.3, auch bei Kindern. Bei Neigung zu Nasenbluten über 4-6 Wochen täglich Nr.2 in der Standard-Dosierung, siehe „Normale Anwendung (Standard-Dosierung)".

Nesselausschlag mit Juckreiz

3x täglich 2 Tabletten Nr.5 und zusätzlich mit den Salben Nr.5 und Nr.7 einreiben. Kinder nehmen 3x täglich eine Tablette und die Salben.

Nervenschmerzen

Nervenschmerzen wie z.B. eine Trigeminusneuralgie können einen Urlaub enorm belasten.

Reiben Sie die schmerzende Stelle sofort mit den Salben Nr.3 und Nr.7 ein. Nr.3 wirkt gegen die Entzündung, Nr.7 gegen den Schmerz.

Zusätzlich nehmen Sie von Nr.3 und Nr.7 alle 5-10 Minuten je eine Tablette bis es besser wird.

Ohrenschmerzen

Wenn die Ohrenschmerzen gerade beginnen, Nr.3 und Nr.7 im Wechsel alle 2-3 Minuten lutschen bis Besserung eintritt. Falls die Ohrenschmerzen nicht nachlassen, Übergang zu Nr.4 und ggf. zu Nr.6.

Kinder und Erwachsene lutschen alle halbe Stunde je eine Tablette.

Pilzerkrankungen

- Der Haut / Nägel: 3x täglich 2 Tabletten Nr.1 einnehmen und mit Nr.1 Salbe einreiben. Mit Pflaster oder Folie abdecken.
- Als Alternative können Sie Nr.5 genau wie Nr.1 anwenden.
- Pilzerkrankung der Scheide: Nr.3, Nr.5, Nr.8, Nr.10. Sobald Sie den Verdacht haben, Sie könnten einen Vaginalpilz haben, was Sie z.B. an einem Juckreiz erkennen können, nehmen Sie alle 5-10 Minuten 1-2 Tabletten Nr.3.
- Wenn es nicht besser wird, nehmen Sie Nr.5, Nr.8 und Nr.10 3x täglich je 2 Tabletten.

Prellung

Behandlung wie Verstauchung.

Quetschung

Behandlung wie Verstauchung.

Reiseangst

Machen Sie sich vor der Reise einige Becher der Heißen 7 bis die Angst deutlich nachlässt.

Reiseübelkeit / Seekrankheit

Bei akuter Übelkeit oder Unwohlsein im Auto, Bus, Zug, Flugzeug oder Schiff lutschen Sie alle 2 Minuten je eine Tablette Nr.7 und Nr.9. Bei Erbrechen: Zusätzlich Nr.10, alle 5 Minuten 1 Tablette.

Wenn Sie wissen, dass Sie an Reiseübelkeit leiden, beginnen Sie gleich zu Beginn der Reise Nr.7 und Nr.9 im Wechsel zu nehmen, je eine Tablette, z.B. alle Viertelstunde oder nach Gefühl.

Rückenschmerzen

Bei akuten Rückenschmerzen nehmen Sie 5 Tabletten von Nr.2 und 5 Tabletten von Nr.7 wie die Heiße 7 und zwar so viele Becher bis der Schmerz nachlässt.

Reiben Sie den Rücken zusätzlich mit Salbenbrei oder Salbe Nr.2 und Nr.7 ein.

Nr.2 ist ein Knochensalz und wirkt ähnlich wie Nr.7 knochenaufbauend und entspannend auf Muskulatur und Nerven.

Eine weitere Möglichkeit stellt Nr.5 dar. Nr.5 liefert den Muskeln Energie und stärkt die Muskulatur und die Nerven. Nr.5 kann auch als Salbe oder Salbenbrei eingerieben werden.

Siehe auch „Hexenschuss" und „Ischias".

Schlafstörungen

Bei Einschlafstörungen

☐ Heiße 7: Vor dem Schlafengehen so viele Becher trinken bis einem praktisch die Augen von selbst zu fallen.

☐ Wenn das nicht passiert, dann Wechsel auf Nr.5 und Nr.5 wie die Heiße 7 anwenden.

☐ Weitere Alternative: 5 Tabletten von Nr.2 und 5 Tabletten von Nr.7 wie Heiße 7 anwenden, Kindern nehmen in Summe nur 5 Tabletten.

☐ Einschlafstörungen bei Vollmond, 3x täglich 2 Tabletten Nr.11.

☐ Wenn Sie vor lauter Gedanken nicht einschlafen können, 3 Tabletten Nr.11 vor dem Schlafengehen lutschen.

Schlechter Schlaf bei Hitze

10-20 Tabletten Nr.8 und stilles Wasser trinken

Schlaflosigkeit älterer Personen

2 Tabletten Nr.11 vor dem Schlafengehen lutschen.

2 Tabletten Nr.10 vor dem Schlafengehen lutschen. Siehe auch „Mondfühligkeit".

Schluckauf

So viele Becher Heiße 7 trinken bis es besser wird.

Schnittwunde

Als erste Hilfe Nr.3 innerlich und äußerlich in der akuten Dosierung anwenden.

Die Salben dürfen nicht aufgetragen werden, aber man kann die Tabletten mit etwas Wasser zu einem Salbenbrei formen und diesen auf die Wunde aufbringen. Bitte denken Sie daran sauberes Wasser zu verwenden, v.a. in heißen Ländern ist Leitungswasser nicht keimfrei.

Schnupfen

Im Anfangsstadium Nr.3, Zeichen: der Schnupfen ist noch klar, Schleimhäute gerötet, schmerzhaft, Gesicht gerötet, Zunge rein oder leicht gerötet. Ein beginnender Schnupfen ist mit Nr.3 oft innerhalb von 4 Stunden verschwunden, alle 5-10 Minuten 1-2 Tabletten lutschen.

Wenn Sie Nr.8 auch in Ihrer Reiseapotheke haben, nehmen Sie in der ersten Stunde mit jeder Tabletteneinnahme von Nr.3 dieselbe Anzahl an Nr.8.

Nach 30-50 Tabletten Nr.8 ist der Schnupfen meist deutlich besser und Sie können die Tabletteneinnahme reduzieren.

Wenn nach einem halben bis einem Tag der Schnupfen doch schlimmer wird, dann Übergang zu Nr.4, 6-10 Tabletten täglich je nach Beschwerden, Kinder eine halbe Tablette stündlich, Kennzeichen für den Wechsel auf Nr.4: Der Schnupfen ist jetzt weißlich und die Zunge auch.

Wenn der Schnupfen ins dritte Stadium übergeht, erkennbar an gelbem Sekret, gelblicher Zunge, dann Wechsel auf Nr.6, 2 Tabletten 3x täglich, Kinder 1 Tablette 3x täglich.

Schuppenflechte

- Wenn es im Urlaub zu einem akuten Schub kommt, dann juckende Hautstellen mit Nr.7 einreiben, am besten sogar mit dem Salbenbrei, Nr.7 wirkt dem Juckreiz entgegen. Zusätzlich Nr.7 innerlich als Heiße 7 nehmen.

- Bei Schuppenflechte auf der Kopfhaut: Wenn es im Urlaub zu einem akuten Schub kommt, kann man aus den Tabletten Nr.6 selbst ein Haarshampoo herstellen. Dazu am Abend 10-20 Tabletten Nr.6 in einer Tasse mit heißem Wasser auflösen, auf angenehme Temperatur abkühlen lassen und ins Haar einmassieren. Das Haar mit einem Handtuch umwickeln und so schlafen gehen. Am nächsten Morgen die Haare waschen.

- Nach dem Urlaub ist es sinnvoll sich von einem Heilpraktiker beraten zu lassen.

Schwellungen an Fingern, Füßen, Beinen, Knöcheln und Augenlidern

Wenn man auf Reisen lange sitzen muss, kann es zu Anschwellungen verschiedener Körperteile kommen. Häufig sind die Beine geschwollen, manchmal auch die Finger. Hier hilft es schon während der Reise prophylaktisch Nr.10 einzunehmen. Sie sorgt dafür, dass überflüssiges Wasser vom Körper ausgeschieden werden kann.

Sollte es dennoch zu Schwellungen kommen, nehmen Sie im Anschluss an die Reise alle 5-10 Minuten je 1-2 Tabletten von Nr.8 und Nr.10. Nr.8 reguliert den Flüssigkeitshaushalt und Nr.10 sorgt dafür, dass überflüssiges Wasser zügig ausgeschieden wird.

Nach einer alkoholreichen Nacht können auch die Augenlider geschwollen sein. Auch hier helfen sowohl gegen den Kater als auch gegen die Schwellungen die Tabletten der Nr.10 in häufiger Gabe. Nr.10 macht Schlacken ausscheidbar.

Zusätzlich können Sie die betroffenen Hautflächen mit Salbe Nr.10 oder einem Salbenbrei aus Nr.10 einreiben.

Seekrankheit
Siehe „Reiseübelkeit / Seekrankheit".

Sodbrennen

- □ Nr.8, wenn die Magensäure von unten nach oben herauf brennt alle 5-10 Minuten 1-2 Tabletten bis es besser wird.
- □ Nr.9, wenn die Magensäure nur nach unten brennt, alle 5-10 Minuten 1-2 Tabletten bis das Sodbrennen abklingt.
- □ Nach dem Genuss von Alkohol: 20-30 Stück von Nr.9 nehmen. Bei manchen Menschen reichen auch schon 2-3 Tabletten.

Sonnenallergie, Mallorca-Akne

Juckende durchsichtige Bläschen oder rote Flecken auf der Haut nach einigen Stunden oder Tagen Sonnenbaden deuten auf eine Sonnenallergie hin. Manchmal sind die Bläschen auch gelbgrünlich. Sogar die Hände und Füße können anschwellen. Vermutlich handelt es sich hier um Stoffwechselschlacken unter der Hautoberfläche, die durch die Sonneneinstrahlung nach außen dringen oder um eine Unverträglichkeit auf fetthaltige Sonnencremes, die die Poren verstopfen und so das Schwitzen behindern.

Wenn die Bläschen auftreten, versuchen Sie es sofort mit der innerlichen Einnahme von Nr.1, Nr.3, Nr.6, Nr.8 und Nr.11 alle 5-10 Minuten 1-2 Tabletten. Zusätzlich stellen Sie einen Salbenbrei her (bitte hier keine fetthaltigen Salben verwenden) und tragen ihn auf die betroffenen Hautstellen auf.

Die Anzahl der Tabletten richtet sich nach der Größe des betroffenen Hautareals.

Wenn Sie wissen, dass Sie zu einer Sonnenallergie leiden ist es gut vorzusorgen. Nehmen Sie lange bevor Sie in die Sonne gehen am besten schon zu Hause täglich folgende Mischung ein: Nr.1, Nr.2, Nr.3, Nr.5, Nr.6, Nr.8 und Nr.11 je 3x täglich zwei Tabletten.

Lassen Sie sich zusätzlich von Ihrer Heilpraktikerin beraten. Eine Sonnenallergie muss nicht sein. Eine Entgiftungskur im Frühjahr oder im Herbst kann Ihren Organismus stärken und von schädigenden Schlacken befreien.

Sonnenbrand

Starke Sonneneinstrahlung ist für den Körper Schwerstarbeit. Die Körpertemperatur und der Herzschlag steigen an. Der Stoffwechsel wird beschleunigt und damit kommt es zu einem erhöhten Sauerstoffbedarf.

Nr.3 und Nr.8 alle 30 Minuten je 3 Tabletten, mit Salbe Nr.3 und Nr.8 zusätzlich einreiben.

Bei Brandblasen: Nr.8 allerdings nur innerlich und/oder als Salbenbrei auftragen, aber nicht die Salbe verwenden.

Sonnenstich

Ein Sonnenstich entsteht durch direkte Sonneneinstrahlung auf den Kopf. Gefährdet sind daher Kinder mit dünner Schädeldecke und Menschen mit wenig Haar. Der Sonnenstich ist eine Übererhitzung des Gehirns. Dadurch werden die Hirnhäute gereizt. Symptome eines Sonnenstichs sind:

- Ganz typisch: Ein *hochroter heißer* Kopf bzw. Nacken und Hals,
- Kopfschmerzen,
- Übelkeit und Erbrechen,
- Nackensteifigkeit,
- Schwindel.

Möglicherweise auch:

- Innere Unruhe,
- Benommenheit,
- Abgeschlagenheit,
- manchmal auch Ohrgeräusche wie Ohrensausen,
- Bewusstseinsstörungen können auftreten,
- Nackenschmerzen bis hin zur Nackensteifigkeit,
- Erhöhter Pulsschlag,
- Eventuell Bewusstlosigkeit ,
- Achtung: bei sehr starkem Erbrechen oder apathischen Zuständen ins Krankenhaus oder den Notarzt verständigen.

- Achtung: ein Sonnenstich kann bis zu 8 Stunden nach der Sonneneinstrahlung auftreten. Besonders Kinder reagieren manchmal verzögert, sie entwickeln plötzlich Fieber und müssen sich übergeben, z.B. am Abend. Dann auch an einen Sonnenstich denken.

Therapie: Kühlung (v. a. des Kopfes) und Abwarten.

Der Patient muss sofort aus der Sonne und in den Schatten gebracht werden. Kühlen Sie seinen Kopf mit feuchten Tüchern, damit sich das Hirn abkühlen kann. Kühlen Sie nicht mit Eiswürfeln, die sind zu kalt. Lagern Sie seinen Oberköper leicht erhöht, dann fühlen sich die Patienten oft etwas besser. Bettruhe ist ratsam.

Der Patient sollte sehr viel Kühles trinken, am besten Wasser oder Apfelschorle – aber nur, wenn er bei klarem Bewusstsein ist!

Geben Sie dem Patienten alle 5-10 Minuten je 1-2 Tabletten Nr.3 und Nr.8. Bei Übelkeit zusätzlich Nr.5.

Durch Sonneneinwirkung steigt der Verbrauch an Nr.3, denn der Sauerstoffverbrauch wird durch einen gesteigerten Stoffwechsel erhöht. Zusätzlich erleichtert Nr.3 akute schmerzhafte Beschwerden. Nr.8 ist das Salz, das den Flüssigkeitshaushalt ausgleicht. Nr.5 ist das Mittel bei großer Erschöpfung.

Sonnenunverträglichkeit

- Vor dem Urlaub: Wenn Sie die Sonne meiden, weil Sie sie nicht vertragen können, nehmen Sie vorbereitend 3x täglich 2 Tabletten Nr.3. Durch Sonneneinwirkung steigt der Verbrauch von Nr.3. Wenn Sie sich lange Zeit gut mit Nr.3 auf die Sonne vorbereiten, können Sie die Sonnenunverträglichkeit überwinden. Dies ist insbesondere wichtig, da viele Menschen an einem Vitamin D Mangel leiden. Vitamin D kann der Körper selbst bilden - allerdings nur mit Hilfe der Sonne. Wer die Sonne nicht vertragen kann, kann auch kein Vitamin D bilden.
- Im Urlaub: Wenn Sie sich in der Sonne aufhalten, nehmen Sie stündlich eine Tablette Nr.3.

Steifer Nacken

Bei einem akuten steifen Nacken nehmen Sie die Heiße 7 und zwar so viele Becher bis der Schmerz nachlässt.

Reiben Sie den Nacken zusätzlich mit Salbenbrei oder der Salbe Nr.7 ein.

Trigeminusneuralgie

Siehe „Nervenschmerzen".

Trockene Lippen

Stellen Sie einen Salbenbrei aus einigen Tabletten Nr.8 her, so dass Sie damit die Lippe bestreichen können oder wenn Sie Salbe Nr.8 dabei haben, tragen Sie diese auf die Lippen auf, v.a. in der Nacht.

Nervosität

Siehe „Unruhe / Nervosität".

Übelkeit und Erbrechen

☐ Häufige Gaben von Nr.3 und Nr.8, alle 5-10 Minuten 1-2 Tabletten von Nr.3 und Nr.8 lutschen. Wenn das Lutschen bzw. Schlucken wegen der Übelkeit schwer fällt, 5 Tabletten von Nr.3 und 5 Tabletten von Nr.8 in einem Becher sauberem Wasser auflösen, einen Schluck davon nehmen und im Mund kreisen lassen. Anschließend das Wasser ausspucken. Die Salze werden bereits durch die Mundschleimhaut aufgenommen. Nr.8 reguliert den Flüssigkeitshaushalt. Nr.3 ist das Mittel für das erste Entzündungsstadium.

☐ Krampfhaftes Erbrechen: Nr.7 als Heiße 7. Wenn das Schlucken als widerlich empfunden wird, die Salze ausspucken.

☐ Brechreiz nach Überanstrengung: Alle halbe Stunde 1 Tablette Nr.5.

Umknicken der Knöchel

Bei Bänderschwäche: Nr.1 innerlich und v.a. als Salbe auftragen. Denn Nr.1 wirkt äußerlich erstaunlich schnell.

Umlauf

Siehe „Nagel entzündet oder Nagelbett entzündet".

Unruhe / Nervosität

Nr.2, Nr.7, Nr.11 4x täglich je 3 Tabletten.

Venenprobleme

- [ ] Venenentzündung, Nr.3 alle 5-10 Minuten 1-2 Tabletten und zusätzlich mit Salbe Nr.3 bzw. Salbenbrei Nr.3 großzügig einreiben.
- [ ] Krampfadern: Nr.1 und Nr.9 in der Standard-Dosierung einnehmen und zusätzlich mit beiden Salzen einreiben, siehe „Normale Anwendung (Standard-Dosierung)".

Verbrennung, frisch

Aus einigen Tabletten von Nr.3 und Nr.8 einen Brei durch Zugabe von Wasser erzeugen und diesen auf die Haut auftragen. Mit Pflaster oder Frischhaltefolie abdecken. Bitte in südlichen Ländern Wasser aus ungeöffneten Trinkflaschen verwenden oder besser noch abgekochtes Wasser, da das Trinkwasser dort nicht immer keimfrei ist.

Erst später, wenn die Verbrennung weitgehen abgeheilt ist, kann man die betroffene Stelle mit Salbe Nr.3 und Nr.8 einreiben.

Verstauchung

Nr.3, 1 Tablette stündlich im Wechsel mit Nr.8 lutschen. Nr.3 wirkt entzündungshemmend, Nr.8 ist gut gegen die Schwellung.

Beim Umknicken infolge schwacher Bänder nehmen Sie zusätzlich Nr.1 im Wechsel mit Nr.3 und Nr.8.

Sollte die Schwellung nach einem Tag nicht abgeklungen sein, dann befinden Sie sich im zweiten Entzündungsstadium. Ab sofort nehmen Sie stündlich eine Tablette Nr.4.

Zusätzlich ist es sinnvoll die Salben Nr.4 und Nr.8 in die betroffene Stelle einreiben.

Verstopfung

- ☐ Stuhl fest und trocken, Darm träge, Nr.8 3x täglich 1-2 Tabletten und zusätzlich viel trinken.
- ☐ Zur Anregung der Verdauungsorgane und Ausscheidung: von Nr.10 vor jeder Mahlzeit je 2 Tabletten lutschen. Auch mit Nr.11 abwechseln.
- ☐ Harter Stuhl, Schmerzen beim Stuhlgang: Nr.3, 3x täglich 1-2 Tabletten.
- ☐ *Stuhl gleitet* nur unter starkem Druck und zum Teil wieder *zurück*, Nr.11 je 2 Tabletten vor jeder Mahlzeit lutschen und ausreichend Wasser trinken, in diesem Fall 30 ml pro kg Körpergewicht, bei 70 kg also 70 x 30 ml = 2100 ml = 2,1 l Liter.
- ☐ *Bei nervöser Verstopfung* vor einer Reise, in fremder Umgebung, bei Aufregung, Anspannung: Nr.5 stündlich 1-2 Tabletten lutschen.
- ☐ Nervöse Verstopfung mit Unruhe und Aufregung: So viele Becher Heiße 7 bis Unruhe aufhört und Stuhlgang sich meldet.

Wadenkrampf

Nehmen Sie 5 Tabletten Nr.2 und 5 Tabletten Nr.7 und wie die Heiße 7. Trinken Sie so viele Becher bis der Krampf nachlässt. Sollten Sie mitten in der Nacht von Muskelkrämpfen wach werden, lassen Sie die Salze einfach im Mund schmelzen. Auch die Salben oder ein Salbenbrei können nach sportlicher Anstrengung, Bergtouren oder Wanderungen sehr gut tun. Sie reiben die betroffenen Stellen einfach zusätzlich ein. Wenn der Krampf sehr schlimm war, reiben Sie sehr dick ein und decken mit Frischhaltefolie ab.

Wund gelaufen, wund gesessen

Nach einem langen Spaziergang oder einer langen Radtour kann es schon mal zu geröteten wunden Stellen kommen.

Nehmen Sie innerlich Nr.3 und Nr.8, 4x täglich je 3 Tabletten und reiben Sie die Stellen zusätzlich mit Salbenbrei ein.

Siehe auch „Blase gelaufen auf Wanderung".

Zahnschmerzen

Bei Zahnschmerzen hilft alles nichts, da müssen Sie zum Zahnarzt. Übergangsweise können Sie sich folgendermaßen helfen:

- Allgemein Nr.3, alle 5-10 Minuten 1-2 Tabletten,
- intervallartige einschießende Schmerzen: Heiße 7.
- Zahn schmerzhaft bei leisester Berührung: Nr.1 und Nr.11 alle 5-10 Minuten 1-2 Tabletten.
- Wenn die Wange geschwollen ist: Nr.4, Nr.11, Nr.12 alle 5 Minuten je 1-2 Tabletten.
- Wenn die Temperatur erhöht ist Nr.3 alle 5-10 Minuten je 1-2 Tabletten.

Zeckenbiss

Zuerst entfernen Sie die Zecke. Am einfachsten geht das mit einer Zeckenzange. Wichtig ist es, die Zecke dabei nicht zu quetschen. Wenn man Sie vorsichtig „herausdreht", löst sie sich. In welche Richtung Sie dabei drehen, ist egal. Die Zecke hat schließlich kein Gewinde. Entscheiden Sie sich für eine Richtung und drehen Sie in diese konstant weiter bis die Zecke draußen ist.

Einen Zeckenbiss kann man begleitend wie einen Insektenstich behandeln.

Daumenregel: Ist die Zecke kleiner als 1mm, umso geringer ist die Wahrscheinlichkeit einer Infektion. Ab 2-3mm besteht durchaus ein Risiko. Dann hatte die Zecke Zeit zu saugen und Borrelien mit Ihrem Körper auszutauschen.

Um ganz sicher zu gehen, machen Sie den Zeckenschnelltest, den es seit einiger Zeit gibt. Es ist sinnvoll ihn in der Reiseapotheke mitzuführen.

Sollte sich nach dem Zeckenbiss ein roter Ring zeigen, gehen Sie sofort zum Arzt. Dann besteht starker Verdacht auf Borreliose, den Sie von einem Arzt abklären lassen sollten. Möglicherweise benötigen Sie dringend eine Antibiotika-Therapie, um Spätfolgen auszuschließen.

Achten Sie auch auf rötliche Hautverfärbungen um den Zeckenbiss und/oder grippeähnliche Symptome. Dann könnten Sie FSME haben (kommt relativ selten vor). Da es sich bei FSME um einen Virus handelt, sind hier die Schüßler-Salze besonders sinnvoll. Es gibt keine Hilfe durch Antibiotika.

Die grippeähnlichen Symptome behandeln Sie sofort mit Nr.3 und Nr.4 abwechselnd. Alle 5-10 Minuten nehmen Sie 1-2 Tabletten ein. Wenn die

Symptome nicht weggehen, gehen Sie am zweiten Tag zu Nr.6 über und zwar solange bis die Symptome nachlassen.

Gelenkbeschwerden können Sie zusätzlich mit Salbe Nr.3 behandeln.

Wenn Sie den Verdacht haben, sich infiziert zu haben, sei es mit Borreliose oder FSME, dann konsultieren Sie in jedem Fall einen Arzt.

Zusätzlich zu den Schüßler Salzen empfehle ich Ihnen in der Apotheke Ledum C200 zu kaufen. Nehmen Sie davon mindestens 1x täglich 5 Globuli oder nach Gefühl auch mehrfach täglich 5 Globuli ein. Die Globuli im Mund schmelzen lassen. Ledum ist ein homöopathisches Mittel, das nach Bissen, Stichen und Wunden eingesetzt wird. Ledum finde ich besonders hilfreich, wenn der Arzt Sie beruhigt hat, Sie selber immer noch an eine Infektion glauben und nun kein Medikament verschrieben bekommen haben.

Zeitumstellung

Alle 5-10 Minuten 1-2 Tabletten Nr.2 einnehmen bis es besser wird. Das maximal einen Tag lang fortsetzen.

Zerrung

Behandlung wie „Verstauchung".

Alle Informationen auf einen Blick und Checklisten

Checkliste für Ihre Schüßler-Salze-Reiseapotheke

Die kleine Schüßler-Salze-Reiseapotheke besteht nur aus den Salzen Nr.3, Nr.4, Nr.6 und Nr.7 sowie Salze für all die Krankheiten, zu denen Sie neigen.

Die große Schüßler-Salze-Reiseapotheke besteht aus allen Salzen:

- ☐ Nr.1 Calcium fluoratum D12,
- ☐ Nr.2 Calcium phosphoricum D6,
- ☐ Nr.3 Ferrum phosphoricum D12 (ins Handgepäck),
- ☐ Nr.4 Kalium chloratum D6,
- ☐ Nr.5 Kalium phosphoricum D6,
- ☐ Nr.6 Kalium sulfuricum D6,
- ☐ Nr.7 Magnesium phosphoricum D6 (ins Handgepäck),
- ☐ Nr.8 Natrium chloratum D6,
- ☐ Nr.9 Natrium phosphoricum D6,
- ☐ Nr.10 Natrium sulfuricum D6,
- ☐ Nr.11 Silicea D12,
- ☐ Nr.12 Calcium sulfuricum D6,

Was sollte man noch mitnehmen?

- ☐ Verhütungsmittel,
- ☐ Fieberthermometer,
- ☐ kleines Notfallset mit Verbandszeug,
- ☐ Plastik- oder Glasgefäß für Schüßler-Salze-Mischungen unterwegs , z.B. leeres Tablettengefäß,
- ☐ Schüßler-Salze Salben in den Koffer packen, Reisebestimmungen siehe „Reisebestimmungen bei Schüßler-Salben" beachten!
- ☐ Pflaster, Blasenpflaster und eine Rolle Frischhaltefolie aus der Küche,
- ☐ Zeckenzange,
- ☐ Zeckenschnelltest,
- ☐ alle Medikamente, die Sie regelmäßig zu Hause einnehmen.

Die Einnahme der Salze auf einen Blick

Einnahme im 1. Entzündungsstadium – Nr.3

Nehmen Sie in der ersten Stunde alle fünf bis zehn Minuten je 1-2 Tabletten Nr.3 Ferrum phosphoricum D12. Danach können Sie die Einnahme auf 15, 30 oder 60 Minuten reduzieren.

Diese Dosis können Sie einen halben bis maximal einen ganzen Tag lang nehmen. Dann sollte es besser sein, sonst Übergang zur Einnahme im 2. Entzündungsstadium.

Symptome im 1. Entzündungsstadium
Man fühlt sich krank. Man weiß, dass eine Krankheit kommt.

Einnahme im 2. Entzündungsstadium – Nr.4

Sie nehmen die Tabletten wie zu Ende des ersten Stadiums, also jede Stunde eine Tablette Nr.4. Im Übergang können Sie Nr.3 und Nr.4 auch im Wechsel zu sich nehmen. Dies machen Sie so lange bis es besser wird oder bis sich Auswurf oder Schleim gelb oder grünlich verfärben. Dann verfahren Sie wie im 3. Entzündungsstadium angegeben.

Symptome im 2. Entzündungsstadium
- Die Krankheit ist da,
- Weißer Auswurf oder der Schnupfen ist weißlich verfärbt,
- Die Zunge ist weiß belegt.

Einnahme im 3. Entzündungsstadium – Nr. 6

Nehmen Sie 3x täglich 2 Tabletten Nr.6 zwei bis sechs Wochen lang.

Symptome im 3. Entzündungsstadium
- Auswurf ist gelblich oder grünlich, der Schnupfen ebenfalls,
- Bei Wunden: Eiter tritt auf oder aus,
- Die Zunge ist gelblich oder grünlich belegt,
- Die Krankheit will nicht ausheilen.

Akute Anwendung

Erwachsene

Bei einer akuten Erkrankung, nimmt man alle 5-10 Minuten 1-2 Tabletten bis sich das Befinden bessert.

Kinder unter 12 Jahren

Kinder nehmen bei akuten Beschwerden alle 1-2 Stunden 1 Tablette.

Babys

Sie geben dem Baby *3-4 Tabletten* über den *Tag* verteilt. Streichen Sie jeweils eine Tablette auf die Lippen des Babys. Sind die Beschwerden sehr heftig, geben Sie alle´1-2 Stunden 1 Tablette.

Alternative: Wenn die Mutter noch stillt, nimmt sie die Tabletten in der Akutdosierung für Erwachsene ein.

Dosierung der Globuli oder Tropfen

5 Globuli bzw. 5 Tropfen entsprechen einer Schüßler-Salz-Tablette.

Normale Anwendung (Standard-Dosierung)

Erwachsene

Die normale Anwendung der Schüssler-Salze ist *3-6x täglich 1-2 Tabletten,* das sind *3-12 Tabletten pro Tag.* Bei der Menge darf man intuitiv bzw. nach Gefühl vorgehen. Da die Schüßler-Salze keinen Schaden anrichten, ist eine zu hohe Dosierung ungefährlich. Wer robust gebaut ist nimmt eher mehr Tabletten. Wer empfindlich reagiert, sollte zu weniger Tabletten greifen.

Die Tabletten lässt man langsam unter der Zunge oder in der Wangentasche zergehen. So kann der Körper die Salze schnell und direkt über die Mundschleimhaut aufnehmen.

Jede Tabletteneinnahme ist ein Heilreiz, d.h. es ist gut, die Tabletten einzeln einzunehmen und schmelzen zu lassen. Wenn das schwierig ist, ist es allemal besser mehrere Tabletten gleichzeitig zu nehmen als auf die Einnahme ganz zu verzichten.

Kinder unter 12 Jahren

Kinder nehmen 3 bis 4x täglich eine Tablette.

Ältere Kinder und Jugendliche werden wie Erwachsene behandelt.

Babys

Alle *1-2 Stunden 1 Tablette* in ein wenig Wasser auflösen, so dass ein Brei entsteht und diesen auf die Lippen des Babys streichen. Als Alternative kann eine stillende Mutter die Salze in der Erwachsenendosierung einnehmen. Das Baby nimmt die Salze über die Muttermilch zu sich.

Salbenbrei als Ersatz für Schüßler-Salben herstellen

Nehmen Sie 1-3 Tabletten und mischen Sie sie mit wenig Wasser, so dass der Brei noch sämig ist. Diesen Brei können Sie direkt auf die Wunde bzw. betroffene Stelle geben. Ist die Wunde größer, mischen Sie entsprechend mehr Tabletten. In der Regel braucht man 3-10 Tabletten. Die betroffene Stelle wird messerrückendick bestrichen.

Anschließend den Brei am besten mit Frischhaltefolie oder zumindest mit einem Pflaster abdecken. So trocknet der Brei nicht aus.

Den Brei kann man auch auf offene Wunden auftragen. Dann sollten allerdings steriles Verbandsmaterial und sauberes Wasser verwendet werden.

Anwendung der Schüßler-Salben

Zur Akutbehandlung werden die Salben stündlich, in chronischen Fällen 2-3x täglich leicht einmassiert. Die Salben sind auch für Salbenverbände gut geeignet. Salben sind aufgrund ihres *Fettgehaltes jedoch nicht geeignet für offene Wunden* oder *offene Hautstellen, frische Verbrennungen* oder bei *Sonnenallergie*.

Ich empfehle die Salben messerrückendick aufzutragen und anschließend mit Frischhaltefolie oder wenigstens einem Pflaster abzudecken, damit die Salben in die Haut einziehen können. Wenn Sie mehrere Salben benötigen, mischen Sie sie vorher im Handteller und tragen sie dann großzügig auf.

Literaturverzeichnis

- Thomas Feichtinger, Elisabeth Mandl, Susan Niedan-Feichtinger: Handbuch der Biochemie nach Dr. Schüßler, 2. Auflage Haug 2001
- Thomas Feichtinger, Susan Niedan-Feichtinger: Praxis der Biochemie nach Dr. Schüßler, 2. Auflage Haug 2002
- Vistara Heike Haiduk: Gesund durch Schüßler-Salze, Knaur 2004
- Werner Hemm, Stefan Mair: Ein kurzgefasstes Rezeptierbuch zur Biochemie nach Dr. med. Schüßler, ISO-Arzneimittel GmbH & Co. KG, Ettlingen
- Dr. pharm. Ursula Niederegger: Gesund mit Naturheilmitteln – Die bewährtesten Heilmittel für Alltagsbeschwerden, Tappeiner 2011
- Günther H. Heepen: Schüßler-Salze und Maxi-Quickfinder Schüßler-Salze, 2. Auflage, GU 2012
- Günther H. Heepen: Schüßler-Salze – die 24 Schüßler-Salze genau beschrieben, GU 2002,
- Günther H. Heepen: Schüßler-Salze – Das umfassende Standardwerk, GU 3, Auflage 2009

Weiterführende Web-Seiten

- http://schuessler-salze-salbe.de/index.htm
- http://www.silkekalley.de/html/info0212.html
- Eine sehr gute Beschreibung, wie man die Schüßler-Salben anwendet: http://schuessler-salben.de/anwendung/
- Ebenfalls eine gute Beschreibung wie man Bäder mit Schüßler-Salzen macht: http://www.fs-schuesslersalze.de/Schuesslersalze/schuessler-salze-anwendung/anwendung8.htm
- Schüßler-Salze Forum – sehr informativ, viele Tipps
- Weitere Informationen zur Autorin dieser Reiseapotheke, Ute Künnemann, Coach und Heilpraktikerin, finden Sie hier: http://www.ute-kuennemann.de
- http://www.helpster.de/klimaanlage-im-flugzeug-so-vermeiden-sie-eine-erkaeltung_56910

Danksagung

Mein Dank gilt all meinen wunderbaren Testleserinnen, ganz besonders Anja Mundt, die mit Ihren wertvollen Tipps, großzügiger Unterstützung und beständiger Ermunterung dafür gesorgt hat, dass dieses Buch nun auch in gedruckter Form vorliegt.

Weiterhin danke ich Birgit Bedow und Sabine Müchler, die ebenfalls ganz wesentlich zum Entstehen dieses Buchs beigetragen haben.

Obwohl mein Mann Peter selbst sehr viel zu tun hatte, gab er mir innerhalb kürzester Zeit viele Hinweise zur Verbesserung des Inhalts. Ich danke Dir dafür!

Vielen Dank auch an alle Leser. Wenn Ihnen das Buch gefallen hat, freue ich mich über Ihre Meinung bzw. Rezension im Internet.

Wenn Sie Anregungen und Wünsche für die nächste Auflage haben, schreiben Sie mir eine Email an: post@ute-kuennemann.de.

Indikationsverzeichnis